関係からみた発達障碍

KOBAYASHI
Ryuji
小林隆児

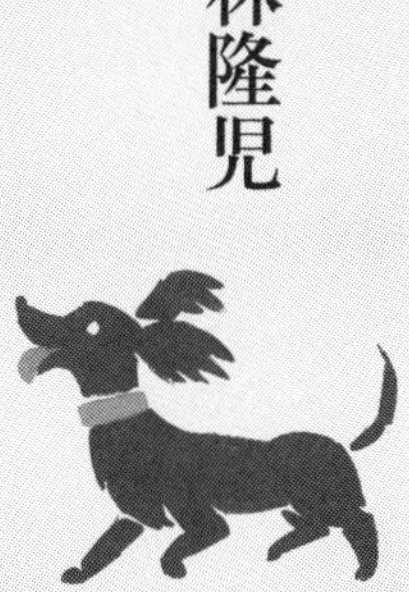

金剛出版

まえがき

本書は筆者がこの五年間あまりに書き留めてきた「発達障碍」に関する論考を中心に編んだものである。筆者はこれまで「関係発達臨床」と自らの臨床実践を位置づけ、発達障碍とりわけ自閉症を中心にささやかな経験を積み重ねてきた。「関係」から臨床を捉えることによって、それまで経験してきた臨床風景とは異なったものが次第に浮かび上がってくるのを実感するようになった。そのような経験を少しずつ論考として纏めてきたものが本書の内容ということになろうか。

筆者は当初、自閉症にみられる対人関係障碍に対する疑問から「関係」に着目するようになったが、そのことを明確に意識し始めたのは十五年あまり前のことである。九州から関東に移ることになり、臨床への新たな取り組みを余儀なくされた。そこで始めたのが母子ユニット（ＭＩＵ）であった。ここではもっぱら乳幼児期早期の子どもたちとその養育者に対して、「関係」に着目した臨床に従事してきたが、今思い返してみると、「関係」を強調してきた数年前と比較すると、その思いは今では随分様変わりしてきたようにも感じている。

当初は「関係」を通した発達障碍の新たな理解の枠組みの獲得を目指していた。そのような思いが数年前までの論考には強く反映しているが、次第に当初の意気込みは薄れていった。ＭＩＵの試み自体は、たしかに初めての経験であったが、次第にそれまで筆者が培ってきた臨床の視点を再確認するようになった。「関係をみる」ということは、外部の他者同士の関係を客観的に捉えて分析するといった操作的なものではなく、自らの存在を通して他者と関わり、そこで間主観的に体感することを大切にしながら、臨床に従事するという、ある意味では至極当然の臨床的営みであることを改めて強く思うようになったからである。つまり、「関係」を通した臨床とは、己と他者（患者）とのあいだで立ち上がるさまざまな思いを大切にすることに他ならない。それは他者のこころの動きを自らの身体を通して感じ取ることでもあるが、そこでもっとも重要な鍵概念となるのが原初的知覚である。

原初的知覚について本書でも再三にわたって述べているが、その原体験となったのは「相貌的知覚」を通して自閉症理解を試みたいくつかの論考で、最初の小書『自閉症の発達精神病理と治療』（岩崎学術出版社）で論じた内容である。原初的知覚とはどのような性質をもつものなのか、そのことが実感として掴めるようになると、「関係発達臨床」は腑に落ちるものになるが、肝心要のこの原初的知覚を読者に理解してもらうことがなかなか容易なことではないとつねづね感じてきた。本書ではこの点にかなり紙幅を割いて論じている。

筆者はＭＩＵで、乳幼児期の子どもと養育者とあいだで起こる関わり合いの機微を多数の事例を通して観察することができたが、そこで筆者がみてきたことを一言で表すとしたら、〈子－養育者〉関係に生まれる「アンビヴァレンス」ということになる。子どもが本能的に持っている「関係欲求」つまりは「甘え」というこころの動きが、養育者との関係の中でいかに繊細に変化していくかを目の当たりにしてきたが、そのような思いを強くしつつあったとき、土居健郎氏の最後の著書となった『臨床精神医学の方法』（岩崎学術出版社）を手にした。この本で土居氏は「甘え」の問題は「アンビヴァレンス」の問題であり、それが患者理解においてもっとも重要な鍵概念であることを一貫して述べている。そして患者の「甘え」を理解するためには、自らの「甘え」をわからなければならないが、そのことがもっとも困難なことであると力を込めて述べている。MIUでみてきたこと、それは子どもあるいは養育者の「アンビヴァレンス」の多様な表れであるが、筆者はそれに自らの身体を重ね合わせるようにして体感してきた。このことの重要性を土居氏はこの本で強調していたのである。筆者が勇気づけられたことはいうまでもない。発達障碍においては、土台が育ってその上に上部が組み立てられるという一般の発達の動きが阻害されているが、その土台となるものはなにかをMIUの実践は筆者に教えてくれた。それが「アンビヴァレンス」とそれにまつわる問題であった。

そんな矢先に筆者は新たな臨床の場で、ひさびさに多くの児童思春期、さらには成人期の患者と接するようになった。そこで「関係発達臨床」で得たものがなにか、改めて実感することができた。こころの臨床すべてにおいて人間理解の基本は変わらないということである。そんな思いを抱きながら纏めたのが最後の章「『関係』からみた発達障碍」である。貴重な機会を与えていただいた上村神一郎先生（くじらホスピタル院長）と上村順子先生（同理事長）にこころより感謝申し上げたい。

最後に、お断りしておかなければならないことをいくつか述べておきたい。第一に、いつも筆者は事例を取り上げながら論考を纏めてきたが、本書では二三例の事例を取り上げている。事例の匿名性を保つために細部を改変しているが、理解する上で支障のないように配慮した。第二に、二〇〇五年以後の論考では「障碍」を用いているが、それ以前は「障害」を用いてきたため、二つの用語が本書では混在している。本文ではすべて「障碍」に変更したが、書名は残さざるを得なかった。第三に、筆者はこれまで、医療、教育、福祉、心理と職場を移ってきた。いつも臨床を基盤にしてきたが、領域が変わるたびに、自らの臨床実践を、「治療」、「支援」、「援助」

などとさまざまな呼称で述べてきた。筆者にはいまだどれもしっくりこないというのが正直な気持ちだが、読者には無用な混乱を与えることになった。読者の寛容を乞う次第である。

このような形で本書を世に出すことにご尽力をいただいた金剛出版の立石正信社長、さらには編集の労をとっていただいた北川晶子氏に厚くお礼申し上げる。本書が「関係発達臨床」に対する理解の一助となればそれに勝る喜びはない。

平成二二年五月

新緑の青葉を眼下に眺めながら

目次

関係からみた発達障碍

第一章

「発達」と「障碍」について再考する

発達障碍における「発達」について考える

はじめに

「発達障害者支援法」の制定を契機に、わが国での発達障碍、とりわけ軽度発達障碍への関心が急速に高まっている。ここでいう軽度発達障碍とは、明確な知的障碍を有しない発達障碍の一群を指し、具体的には高機能自閉症あるいは高機能広汎性発達障碍（ＨＦＰＤＤ）、アスペルガー症候群（ＡＳ）、学習障碍（ＬＤ）、注意欠陥多動性障碍（ＡＤＨＤ）などが含まれているが、子どものこころの臨床において、これらの障碍が関連していると考えられる事例が予想以上に多いことが明らかになるにつれ、今やその障碍理解と対応は切実な問題としてわれわれ臨床家に突きつけられている。

このような状況の中で、筆者は二〇〇五年に日本小児精神神経学会を開催した際、テーマとして「子どものこころの臨床における発達について再考する」を選んだ（日本小児精神神経学会、二〇〇五）。子どものこころの臨床においては常に「発達」の問題が取り扱われているが、従来の個体能力中心の発達観では子どものこころの臨床に迫ることができないのではないかとの疑問から、われわれが今現在抱いている発達観を捉え直してみたいというのが筆者のねらいであった。

当日の学会での議論を通して痛感したのは、「発達」について改めて問われると、子どものこころの臨床を中心的に担っている人たちでも明確に回答することはさほど容易なことではないということであった。これほどまでに発達障碍への関心が高まっているにもかかわらず、なぜ「発達」障碍と称するのか、単なる（精神）障碍ではなく、なぜ「（精神）発達」障碍なのか、われわれはいまだ明確な回答を持ち合わせていないのが現状なのである。

発達障碍の一般的理解としては、子どもの発達途上で出現する障碍であり、その障碍が生涯にわたってなんらかの形で持続し、その基盤には脳の機能障碍が想定されるといったものではないかと思われる。障碍特性としてどのようなものがあるかを見極めることが重視され、そこで明らかにされた障碍特性を想定される脳機能の障碍部位との関連でもって検討し、治療戦略を構築していくというアプローチが一般に取られている。

今日、軽度発達障碍と称されているものに代表されるように多様な発達障碍の診断概念が生まれているが、発達障碍の子どもたちを数多く診てきた者が最初に抱く素朴な疑問のひとつは、実際の事例において、その臨床診断に迷うことが少なくないことである。とりわけ軽度発達障碍といわれる子どもたちの場合、一つの事例においても、ある時期にはＡＤＨＤとみなされ、数年後にはＬＤへ、思春期に入ると広汎性発達障碍（ＰＤＤ）へと変更されることは珍しくない。もうひとつよく耳にする疑問として、乳幼児期早期における診断の難しさがある。一歳の時に相談に行っても、まだ早すぎて診断を確定することは困難であると言われて、結果的にそのまま放置されることになり、早期介入の機会が失われてしまうことも少なくないのである。

発達障碍臨床において生まれやすいこれらの疑問は担当医の診断能力の問題だと矮小化して片づけることのできない問題を孕んでいる。そこには発達障碍における「発達」とは何かという基本的かつ重要な問題が深く関係していると思われるからである。

発達障碍における「発達」の意味について

なぜ「発達」障碍なのか、鯨岡（二〇〇五）は先の学会の特別講演で、その意味を大きく以下の三つの観点からとらえることができると指摘している。

第一には、発達障碍にみられる現在の症状（障碍）の大半は、過去から現在に至る過程で形成されてきたものだということである。生誕直後（あるいはそれ以前の胎生期を含め）から現在までの時間軸の中で、つまりは発達の過程で生み出されてきたものだと考える必要がある。

たとえば、自閉症の本態は何かという問題については今なお議論の多いところであるが、自閉症にみられる多様な言語発達病理像や行動障碍の大半は、これまでの発達過程、つまりは子どもを取り巻く周囲他者との対人交流の蓄積の中で生まれてきたものだと考えられるのである（小林、二〇〇一。小林、二〇〇四）。乳幼児期早期には診断が容易ではないということ自体、発達障碍にみられる障碍特性や症状も生誕後の発達過程で形作られてきたものであることを意味している。

このような考えは、自閉症を初めとする発達障碍が環境によって生み出されるという環境因に与しようとしたものではなく、人間の発達過程がそもそも個体と環境の不断の交互作用を内実として孕んでいるからに他ならない。従来の発達観においては、個体能力の問題（障碍）に焦点化し、障碍がどのような発達過程を通して形作られていくのかという重要な視点がないがしろにされているのではないか、という問題点を指摘したいのである。

第二に、発達障碍にみられる症状（障碍）は将来にわたって改善したり増悪したりする、つまりは変容していく可能性があるということである。強度行動障碍の事例においても、丁寧で根気強い働きかけを蓄積していくことによって、驚くほどの改善を見せることも珍しくない（原、二〇〇五。斉藤、二〇〇五）。その一方で、彼らの生育史を振り返ると、教育や福祉の現場で行われたあまりにも強引な働きかけが激しい行動障碍をもたらしていると思われる事例も少なくはないのである（小林、二〇〇一）。

第三に、発達障碍においては、土台が育ってその上に上部が組み立てられるという一般の発達の動きが阻害されているということである。乳幼児期早期に子どもと養育者とのあいだでなんらかのボタンの掛け違いが起こり、そこに関わり合うことの難しさ（関係障碍）が生まれ、それをもとに対人交流が蓄積されていくことによって、関係障碍は拡大再生産され、その結果、子どもに多様な障碍がもたらされていくとみなす必要があるということである。

このように考えていくと、診断概念に明確に適合しない事例が少なくはないことや、一つの事例の診断がその発達過程でいろいろと変更されていくことは、ある意味では当然起こりうることだといわざるをえない。われわれに今求められているのは、人間の発達過程が個体と環境の不断の交互作用の結果の蓄積の上に展開していくものであるという至極当然の事実をふまえた上で、発達過程の全体像に可能な限り肉迫していくことである。

（軽度）発達障碍が疑われる子どもたち、あるいはその可能性を秘めた子どもたちを前にしたとき、そこにみられる関係性の特徴は何か、その特徴が発達過程で子どもにあるいは親子双方にどのような影響を及ぼすのか、そのことがその後の子どもの発達にどのような障碍をもたらす可能性があるのか、さらには現在みられる障碍がその後の援助によってどのように変容していくのか、といった問題について臨床知見を積み重ねていくことが大切だと思われるのである。

ある事例を通して考える

ここで具体的な事例を取り上げてみよう。知的発達に遅れがないこと、主要な問題が乳児期早期の対人回避傾向、その後の落ち着きのなさや自傷という衝動性の問題、常同的行動などであることから、軽度発達障碍が強く疑われた事例である。

A男　初診時一歳〇カ月　〈知的発達水準〉正常

母親の訴えは、視線が合いにくい、笑顔が少ない、呼んでも振り向かないことが多い、立ったままスピン運動様にくるくる回る、思い通りにいかないと壁に頭をぶつける、というものであった。

胎生期、切迫流産しそうになったことがある。新生児期、泣き声が弱かった。三カ月、あやしても笑わない。抱くと全身を固くして緊張が高い。おなかが空くと泣くが、母乳をやるとすぐにおとなしくなって寝る。首が座ってからは縦抱きをしてもらいたがり、母子の肌が触れ合わない。抱っこしようとしても自分から身体をひねって、母に背を向ける。四カ月、寝返りやずりばいをしていた。自分から抱っこを要求しない。おすわりもまったくしないで、すぐに立とうとする。じっとしておらず、いつも落ち着かない様子であった。六カ月、歩行器を使わせると終始機嫌はよく、ひとり遊びをしていることが多い。八カ月、つかまり立ちができるようになると、その数日後には手を離して一人歩きをするまでになった。一二カ月、関係がとれにくいという母親の不安から、小児科クリニックを受診し、そこで筆者が紹介された。

初回の面接で以下のことが明らかになった。日頃からA男は母親と視線を合わせない。しかし、よくみると単に視線を合わせないというよりも、遠くにいると、こちらに対して気を引く行動をとるが、いざこちらが働きかけると避けるようにして視線をはずしたり、他のことに気移りしたりしてしまう。このような行動は両親のみならず、他人に対しても同様に認められることがわかった。過去にも印象的なことはいろいろあったようで、母親はA男に母乳をやっているときに、おいしい……などと声を掛けたら、いきなり顔を叩かれた。止めようとしたら、さらに激しく二度も叩かれてショックを受けたという。母親が他のことをしていると、なんとなくこちらを意識して相手をしてもらいたそうにしているが、いざ母親が相手をしようとすると、視線をそらし、ひとりで他のことをしてしまうということにも気づいていた。

関係欲求をめぐるアンビヴァレンス

ここにみられるA男の母親に対する関係の取り方の特徴は、養育者にとって関わりにくい子どもたちに共通してみられるものである。A男には母親に対する強い関係欲求が潜在的にあることは確かなのだが、なぜか母親といざ関わり合おうとすると、回避的になってしまっている。このような関係の特徴があるため、この母子関係はなかなか深まっていかない。このような関係の難しさが生まれると、母親の焦燥感や不安感はますます強まり、それがさらに両者の関係を難しいものにしてしまっている。その起源にはA男に母親に対する関係欲求をめぐる

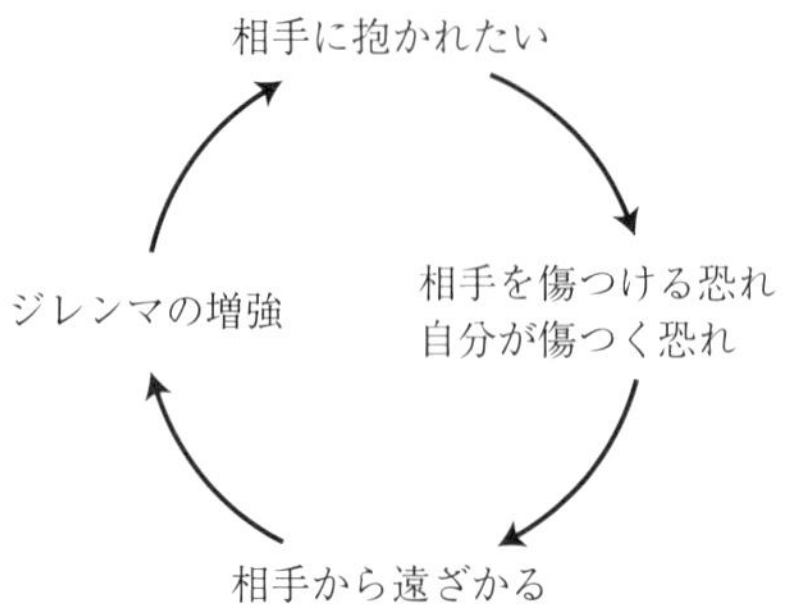

図１　関係欲求をめぐるアンビヴァレンス

アンビヴァレンス（図１）があるからだと思われる。

ただここで注意を喚起したいのは、関係欲求、すなわち「甘え」は常に相手を必要とするため、自分の思い通りにはいかない。乳児は養育者に絶対的に依存しないと生きていくことができない。しかし、養育者はそのような子どもの思いを感じ取りつつも、いつも子どもの要求を受け止められるかといえば、さほど事は単純ではない。養育者もひとりの人間としてさまざまな事情を抱えて生きている。ときに、子どもの要求を拒否したり、無視したりすることも決して珍しいことではない。ここに関係欲求がアンビヴァレンスを孕む必然性があるということである。

葛藤から生じる行動障碍

こうして生まれるアンビヴァレンスは〈子－養育者〉関係にボタンの掛け違いを生み、関係の難しさ（関係障碍）がもたらされる。それが基盤となって相互に関わり合うことによって、悪循環が肥大化し、その結果さまざまな臨床上の問題が起こってくるのである。

初回面接の後半、このことを端的に示す出来事に筆者は遭遇した。

セッションの様子を録画したビデオを、セッションの後半に筆者らの臨床実践の場である母子ユニット（Mother-

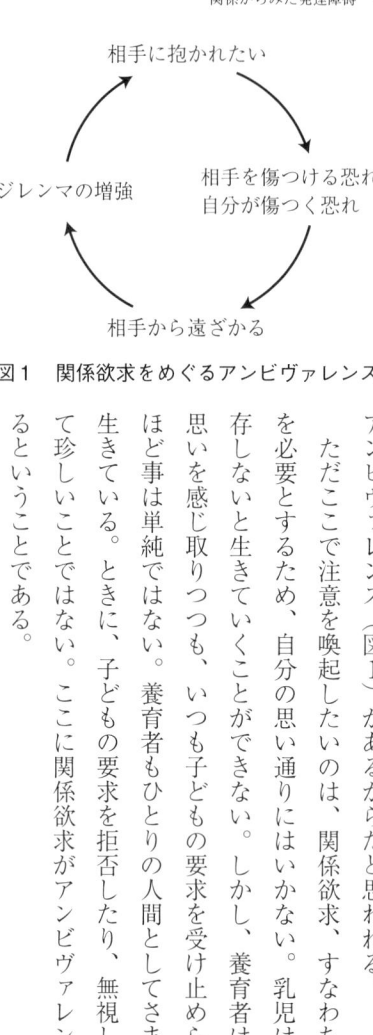

Infant Unit：M－U）（小林、二〇〇〇）の隣の部屋で両親と一緒に観ることになった。A男は両親と離れてスタッフと一緒に過ごすことを嫌がり、ずっと一緒にいたが、ビデオ・フィードバックの最中に、A男がビデオデッキのテープを入れる口の中に手の指を突っ込んだために指が蓋に挟まってしまった。指が取れなくなってA男は一瞬おびえたような反応を示した。まもなく挟まった指はそばにいたスタッフの手助けにより抜くことができたが、A男は激しく泣き叫ぶこともなく、困惑したような声を少し出しながら、母親の方に遠巻きに近寄っていった。しかし、母親に慰めてもらうことを求めることなく、母親が座っていた椅子の後ろの方に回って、その背もたれに自分の頭を打ちつけたのである。

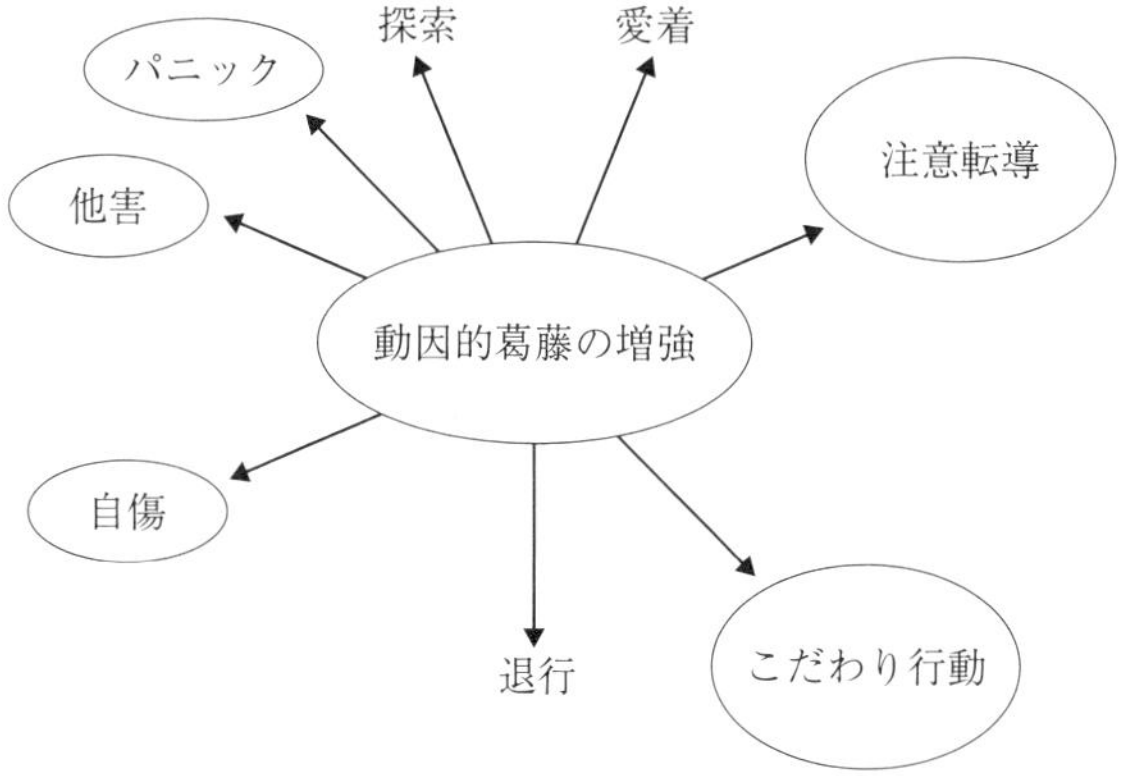

図２　動因的葛藤行動

ビデオデッキに指を突っ込み取れなくなったA男は強い不安に襲われたのであろうが、その場ですぐに泣き叫んで母親の助けを求めることができない。それでも母親の方に接近していったが、そこでも母親に甘えることはできず、椅子の背もたれに頭を打ちつける自傷という行動（障碍）で反応している。心細い状態にあっても直接母親に甘えることができないために、葛藤は急激に強まった結果、このような行動が引き起こされているのである。

この事例に端的に示されるように、（軽度）発達障碍を疑われる子どもたちにみられる関係欲求をめぐるアンビヴァレンスは、養育者とのアタッチメント関係の成立を困難にし、彼らの強い葛藤は種々の行動障碍をもたらすことになる。具体的には、かんしゃくを起こす、落ち着きがなくなる、こだわり行動を示す、自傷する、衝動的・攻撃的な行動に走るといったものである（図２）。

遊びの中で起こった行動障碍

このような育てにくい子どもたちに関わり合うことによって、そこにどのような関係の難しさが生まれてしまうのか、Ａ男と養育者との遊びの場面から考えてみることにしよう。

早速ＭＩＵで親子の関係支援が開始されたが、第三回のセッションでの両親との遊びの場面である。

最初のころ、Ａ男は電車を並べたり、ボールを転がしたり、短時間でつぎつぎに遊びは変わっていった。そのときのＡ男の動きを見ていると、とても楽しんでいるとは感じられず、ただ何となく玩具を扱っているだけに見えた。そんなＡ男の動きに父親も母親もただ遠くからみつめるだけでどう関わっていいかわからず、いつも重苦しい空気が漂っていた。

第三回、遊びの途中で、Ａ男は滑り台に興味を示し、滑り台の下から上へ、反対方向から登り始めた。靴下を履いていたＡ男がなかなかうまく登ることができない様子を見て、母親はＡ男の靴下を脱がせてやった。すると、Ａ男は機嫌よく登り始め、夢中になった。そんなＡ男の反応を見てうれしくなったのか、両親はＡ男に積極的に関わり始めた。Ａ男の様子を少しのあいだ見ていて、うまく登ることができないＡ男を母親は抱き上げて一番上に乗せ、滑り台を滑らせてやった。それを両親は数回繰り返した。両親はＡ男と一緒に遊べたことがうれしかった様子であったが、Ａ男はなぜか滑った直後、突然不快そうに「んーんー」とうなり声を発しながら滑り台に頭を数回自分で打ちつけたのであった。

この場面でA男が滑り台を滑った直後に頭を台に打ちつけたのはなぜかという問題である。両親は子に対してよかれと思って行ったことではあったが、このときのA男は両親の関わりによって不快な思いを体験していたのである。ここでA男が見せた葛藤行動としての自傷がなぜ生じたのかということである。

遊びの中に生まれた親子間の思いのずれ

A男は滑り台を反対方向から全身を使って懸命になって登っていた。その際の全身で感じ取っていたある種の躍動感（力動感　vitality affects）（九六頁「原初的知覚」の説明を参照）に心が動かされていたのであろう。しかし、両親はA男が滑り台をうまく滑れるようにとの思いから、滑り台の上に乗せてやり、A男に滑ることの面白味を体験させてやろうとした。滑り台という遊具はまさにそのような目的をもって作られたものだから、両親の取った行動は常識的な感覚からすればさほどの違和感はない、というよりも当然だと受け取ることができるかもしれない。しかし、A男が「いま、ここで」この遊具を用いて何をどのように楽しんでいるのか、そのことをこのときの両親はなぜか感じ取ることが困難であったのである。

われわれは、このとき両親が見せた働きかけそれ自体だけを取り上げて問題視しようとしているのではない。先の場面でA男が今どんなことに夢中になっていたかを考えると、子どもと両親とのあいだに遊び方をめぐって大きなずれが起こっていることがわかる。

原初的知覚体験とわれわれの認識世界

われわれはこれまで生きてきた中で、身の回りにある無数ともいえる対象が生活の中で何を意味するのか、多くの場合さほど意識することなく暗黙のうちに体得している。ひとつの対象は同じ文化的背景の中である共通の意味を担っている。したがって、ある対象を前にしたとき、われわれは必ずそれをなんらかの意味を担っているものとしてとらえて関わろうとする。滑り台という遊具を前にすると、階段を登って上から下に向かって滑って楽しむ。まさにそのような用途を目的とした遊具なのだから、われわれがそのようにして子どもを遊ばせようとするのはごく自然の成り行きかもしれない。しかし、A男においては、そのときこれが滑り台という遊具でこのようにして遊ぶものだという認識は乏しく、「いま、ここで」A男が夢中になったのは、上り坂を懸命になって登ろうとすることによって全身で体感していること（力動感）の心地よさ、まさにそのことにあったのだろう。このような原初的知覚体験とわれわれの認識世界のあいだに生まれたずれということができるのである。

よく考えてみると、このようなずれは子どもとわれわれとのあいだでは起こりがちなことである。ただ、この事例でその深刻さを増しているのは、このようなずれがごく日常的に連続して起こっているために、両者の関係がいよいよ深刻さを帯びているということである。

われわれの認識世界を支えているのは、人間特有の高度に分化した知覚機能である視覚と聴覚である。われわれのコミュニケーション世界は、このような知覚機能によって多くの場合支えられていることはまぎれもない事実である。しかし、発達障碍といわれる子ども達、その中でも対人関係が容易には成立しがたく、特有な認

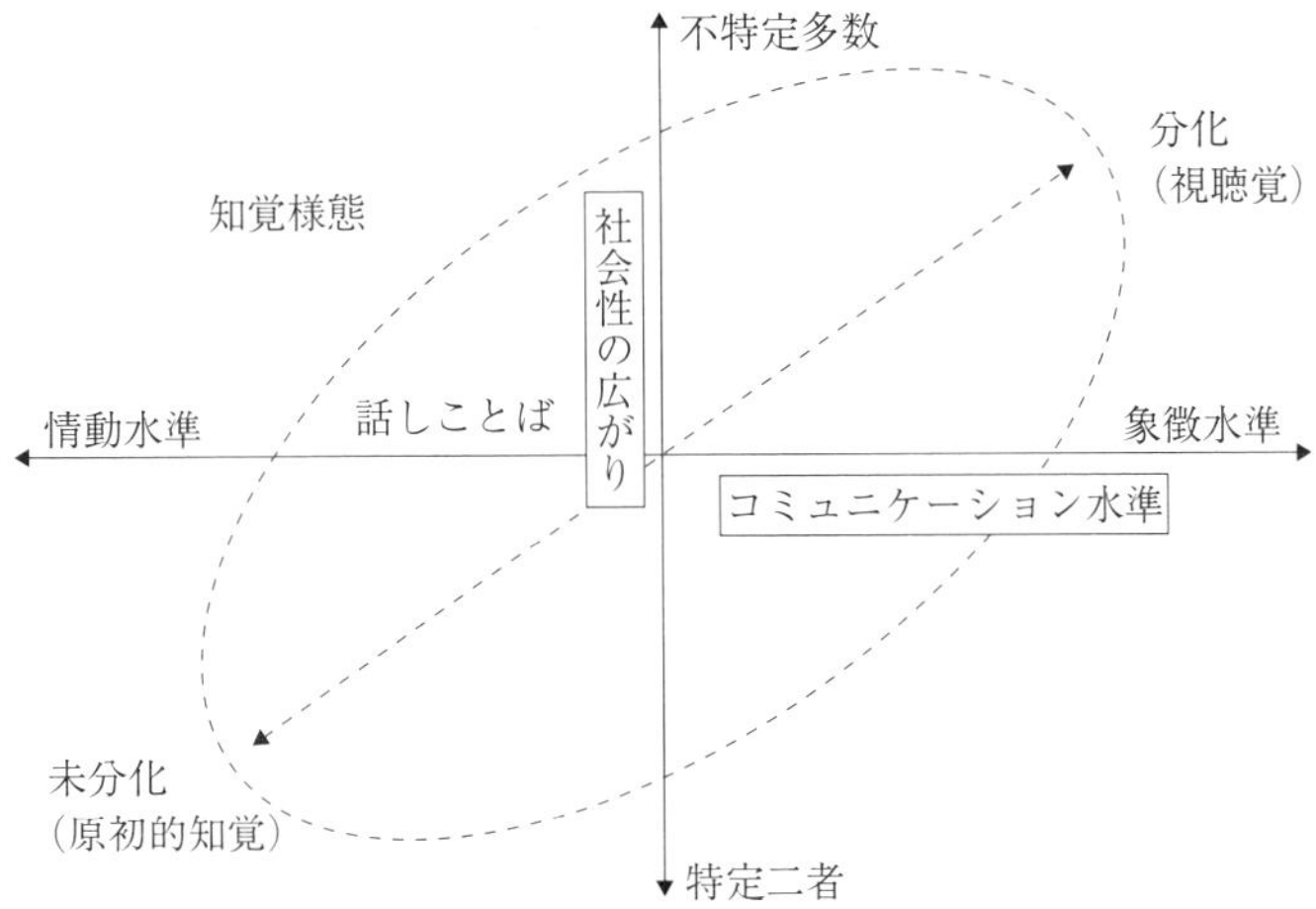

図３　知覚様態と社会性の広がり

知面の障碍を呈する子ども達においては、われわれと共通の認識を有しがたく、対象の知覚のあり方も独特な性質をもっている。それは未分化な段階での原初的な知覚で、五感に分化する以前の段階でのあらゆる知覚に通底するような性質をもっている。力動感や相貌的知覚と称されているものである。

このような知覚のありようと社会性の広がりとのあいだには密接な関係がある（図３）。いまだ対人関係が養育者との特定二者関係の段階にあっては、未分化な原初的知覚に強く依存した世界で子ども達は生きているが、われわれはそれとは違って、不特定多数の人々との関係世界に身を置き、日々生活している。そこでは特有な分化を遂げた視聴覚優位なコミュニケーション世界で関わり合うことを余儀なくされていることが多い。このように対人関係の質とそこでの知覚の特性とのあいだには深い関連性があるため、どうしても子ども、とりわけ対人関係に困難さを有する子どもと関わり合おうとすると、先のようなずれを生みやすい。それは単に親の接し方が悪いといったように、個人の問題として矮小化することはできない、コミュニケーション構造そのものに内在した根源的問題なのである。

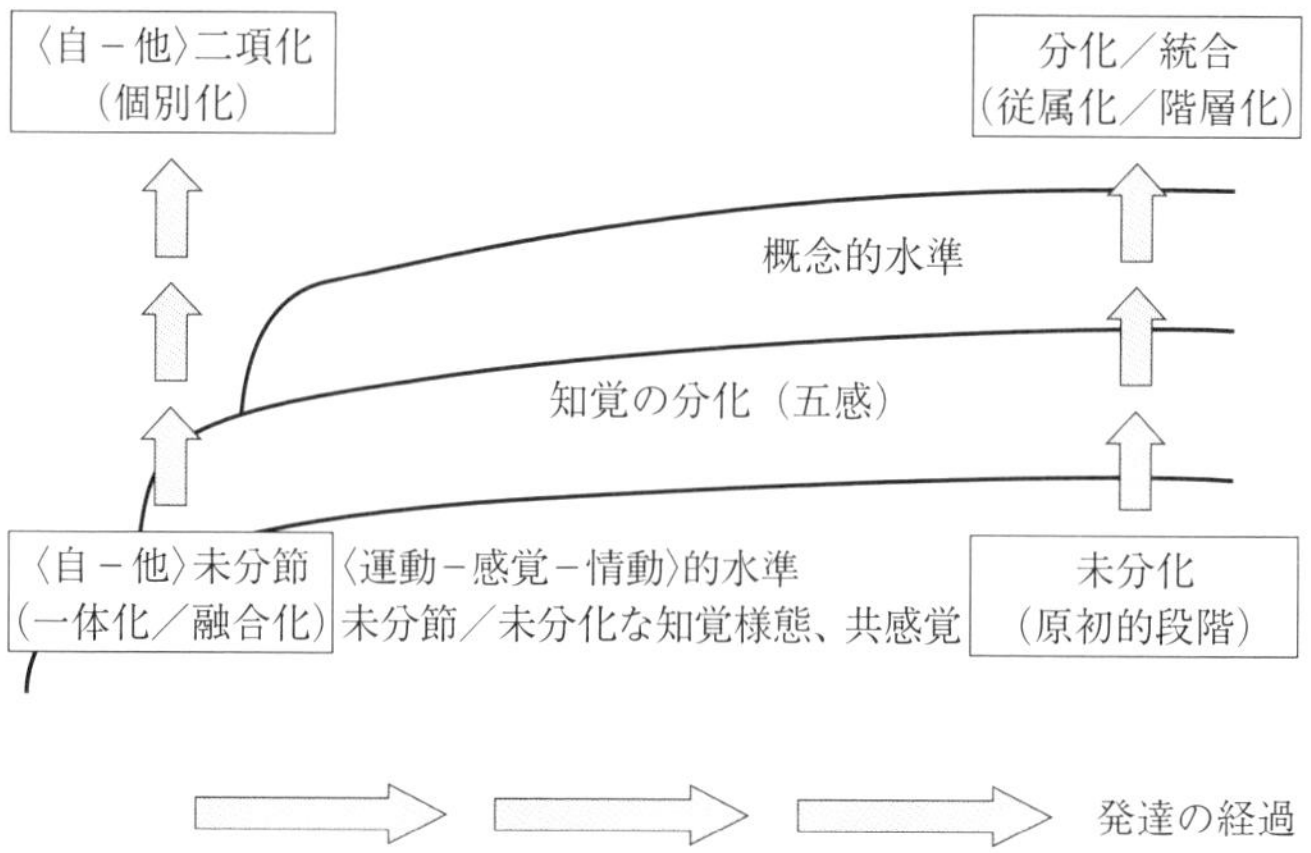

図４　原初的知覚様態と発達の経過

原初的知覚様態と発達過程

私たち人間は、生誕後の成長過程において人間らしい精神機能を、主たる養育者を初めとする他者との濃密な対人交流を通して獲得していくが、原初的ということは、それ以前（あるいはそのごく初期）の段階にあって、本能的な生物学的機能が優位な状態を指す。大脳でいえば発生学的に古い部分である脳幹や大脳辺縁系などが中心となって営まれているものである。

人間のこころの働き（精神機能）は、その後の成長によって急速に高度に発達していくが、それを担っているのは主に大脳皮質の中でも新皮質といわれている部分である。脳の成熟過程は、発生学的に古い部分（主に古皮質）と新しい部分（新皮質）が密に連結し合いながら分化と統合を繰り返していく。私たち人間のこころの発達は、このような生物学的変化に支えられて、未分化な原初的段階から次第に分化と統合へと進んでいく過程（図４）としてとらえることができるが、発達障碍、とりわけ対人関係の形成になんらかの困難をもつ子どもたちでは原初的知覚様態に強く依存した状態にあることから、われわれは彼らと関わり合う際に、このような原初的段階での対人世界を大切にした働きかけを心がける必要がある。そのことが可能になって初めて、子どもと養育者のあいだのボタンの掛け違いが修復され、アタッチメント形成を基盤とした本来の望ましい発達過程が展開していくものと思われるのである。

おわりに

わが国での発達障碍に対する関心は、子どものこころの臨床領域は言うに及ばず、成人の精神医学領域においても急速に高まっている。そこでは従来語られてきた精神障碍の疾病観の土台をも揺るがすほどの大きなうねりさえ生まれつつあるような予感さえ抱かせるものがある。それは発達的観点の導入の必要性である。このような大きな時代的変化の中で、発達障碍における「発達」とは何かを問い直し、発達過程そのものを大切にした臨床実践を積み重ねていくことによって、（発達）障碍がどのような過程を経て形成されていくのか、さらには支援によって障碍がどのように変容していくのか、明らかになっていくのではないかと期待されるのである。

■文　献

原鉄男（二〇〇五）「青年期・成人期（二）激しい行動障碍を呈した自閉症者への関係支援とその後の回復過程」（小林隆児、鯨岡峻編著）『自閉症の関係発達臨床』一八二 - 二〇七頁、日本評論社
小林隆児（二〇〇〇）『自閉症の関係障害臨床―母と子のあいだを治療する―』ミネルヴァ書房
小林隆児（二〇〇一）『自閉症と行動障害―関係障害臨床からの接近―』岩崎学術出版社
小林隆児（二〇〇四）『自閉症とことばの成り立ち―関係発達臨床からみた原初的コミュニケーションの世界―』ミネルヴァ書房

鯨岡峻（二〇〇五）「こころの臨床における質的アプローチと発達観」小児の精神と神経、四五巻、二三一‐二四一頁
日本小児精神神経学会（二〇〇五）「第九三回日本小児精神神経学会特集号」小児の精神と神経、四五巻、三一三‐三三〇頁
斉藤（原田）理歩（二〇〇五）「青年期・成人期（一）日々積み重ねていくもの」（小林隆児、鯨岡峻編著）『自閉症の関係発達臨床』一五六‐一八一頁、日本評論社

成人期自閉症の支援のあり方をめぐって

はじめに

今日、わが国で発達障碍に対する関心が急速に高まっている。その主なる要因は、知的障碍が軽度かあるいはほとんど認められない軽度発達障碍、さらにはＰＤＤと統合失調症との関係、ＰＤＤと触法行為との関係、発達障碍と虐待との関係などへの関心が高まったことにあるが、その結果、従来の発達障碍の枠組みが急拡大しつつある。このような流れの中で子どものこころの臨床医を育てようとする動きが生まれているのは周知のところである。しかし、奇妙なことに発達障碍への関心の高まりが子どものこころの理解を促進しているかといえば、どうもそのようにはなっていない。発達障碍への関心の高まりは、（発達障碍に限らず）子どものこころの理解への道をかえって遮る方へと向かっているようにさえみえる。発達障碍という視点が子どものこころを理解する目を曇らせてしまっているのではないか。そこには発達障碍の概念のもつ問題性が大きく関与している。ここではその点を明らかにし、それをもとに成人期自閉症の援助のあり方に言及してみよう。

予後研究にみられる多様な発達（障碍）像

主に乳幼児期に自閉症と診断された子どもたちがその後の成長によってどのような状態を呈するようになったか、これまでの予後研究によって明らかにされてきた。自閉症の診断概念が知的発達の遅れの有無を問わないゆえの当然の帰結であるが、知的発達水準をみると、最重度から正常域（さらに、知的に優秀な者も珍しくない）まですべてを網羅し、さらには精神医学的に多彩な障碍や症状が認められている。その内容をみると、一般精神医学の教科書に記載されている病態の大半が含まれるほどである。

自閉症の予後像がこれほどまでに多様性を示しているのは、自閉症が発達障碍であることによっている。なぜ発達障碍なのかといえば、ひとつには発達障碍にみられる障碍や症状は将来にわたって改善したり増悪したりする、つまりは変容していく可能性があるということを意味しているからである。

昨今の自閉症概念の拡大

先に述べたように、軽度発達障碍への関心が高まったことによって自閉症の概念が急速に拡大している。筆者の乏しい経験からではあるが、軽い自閉症といった曖昧な診断名をつけられて受診してくる子どもの中に虐待（または養育環境）が強く関係している例は少なくはないし、アスペルガー症候群（ＡＳ）の疑いで受診してくる成人の中で確定診断できる者はさほど多くない。しかし、現実には狭義の自閉症に代わって自閉症スペクトラム障碍（ＡＳＤ）という診断概念が急速に広まっている。自閉的対人様式をもつ人々を総称している概念である。対人関係の問題を軸にした概念であることから、彼ら自身とともに、彼らと直接関わり合うわれわれの関与の質が必ず問題となる。診断にぶれが生じやすいのはそのためでもある。ＡＳＤは自閉症以上に明瞭な輪郭を描きにくい性質をもつため、拡大解釈されやすいのは当然の成り行きといわざるをえない。

「障碍」の意味を考える

一般的に発達障碍は、子どもの発達途上で出現する障碍（disorder/disability）で、その障碍が生涯にわたってなんらかの形で持続し、その基盤には中枢神経系の機能発達の障碍または遅滞が想定されるものとされている。ここでいう障碍とは医学モデルに基づき、中枢神経系の機能に起因する（主に生得的、ときに後天的）基礎障碍（impairment）によって個体能力の正常発現過程が損なわれ、時間経過の中で心身両面にさまざまな正常からの偏奇（disorder/disability）が出現すると考えられている。

自閉症においても同様に、なんらかの中枢神経系の機能の問題に起因する基礎障碍が想定され、生誕後の発達過程の早期の段階で（主に一歳から三歳くらいまでに）、診断基準の三大行動特徴（対人関係の質的障碍、コミュニケーションの質的障碍、行動や興味の限局化）（disorder/disability）が出現するというわけである。さらに、自閉症ではとりわけ学童期から思春期にかけて多彩な行動面や精神面の障碍や症状を呈することが多いが、これらは二次障碍と称され、その後の成長過程で環境要因が深く関与して形成されるものとみなされている。

以上のように障碍は、基礎障碍、一次障碍または特異的障碍（診断を特定化する上での重要な障碍）（disorder/

disability）、二次障碍に分けて考えられているが、実はこれらの三者がどのような関係にあるのか、いまだ判然としないのである。それはなぜかといえば、基礎障碍を仮定するにしろ、一人の子どもが生まれた後の成長過程は子ども独自の自己完結的な営みではないことは自明のことである。そこには身近な養育者を初めとする多くの人々との関わり合いがあり、その結果、子どもの発達が保障されることになる。したがって、基礎障碍と深く関連づけられている disorder/disability の多くも養育者などとの深い関わり合いの中で生み出されてきたものとみなさなければならない。とするならば、disorder/disability として指摘されている障碍も二次障碍と同様に、個体と環境との相互作用の結果の産物として理解する必要があるのではないかということである（小林、二〇〇五。鯨岡、二〇〇七）。

発達障碍は関係障碍である

この点がきちんと整理されていないために、次のような混乱が現場では起こっている。一見すると理解困難な多彩な行動面や精神面の障碍、さらには触法行為が短絡的に自閉症、あるいは軽度発達障碍と結びつけられてしまい、自閉症あるいは軽度発達障碍は、理解困難で危険な存在であるといった発想である。

このような混乱は、これまで発達障碍が行動面や能力面の障碍（disorder/disability）に焦点づけられ、こころの問題を外縁に追いやってきたことによるところが大きい。たしかに、生得的な基礎障碍に基づく能力障碍（disability）はあるにしても、発達障碍の子どもの育てにくさは育てる者にも不安や焦燥感を喚起させずにはいられない。そこでは両者の関係は負の循環を生みやすくなる。このような問題がＡＳＤにおける対人関係においてもっとも深刻化しやすい。そのような関係の難しさをわれわれは関係障碍としてとらえながら援助を実践しているが、発達障碍におけるこころの発達の問題の大半は、このような関係障碍とそれに基づく負の循環がつぎつぎに重なり合って引き起こされているとみなす必要がある。

自閉症は発達障碍であることの意味

自閉症が発達障碍であるということは、これまでに述べたように、ひとつには現在認められる障碍の大半が、過去から現在に至る発達過程で形成されてきたものであるということ、ついで、彼らの障碍や症状は将来にわたって変容していく可能性があるということを意味している。

さらに、彼らへの援助を考える上で重要なことは、発達障碍においては、土台が育ってその上に上部が組み立てられるという一般の発達の動きが阻害されているということである。乳幼児期早期に子どもと養育者とのあいだでなんらかのボタンの掛け違いが起こり、そこに関わり合うことの難しさ（関係障碍）が生まれ、それをもとに対人交流が蓄積されていくことによって、関係障碍は拡大再生産され、その結果、子どもに多様な障碍がもたらされていくということである。

われわれの支援の基本的考え——関係発達支援

これまでに述べた発達障碍に対するとらえ直しをもとに、われわれは自閉症の人々への実際の支援については、年齢いかんを問わず、基本的には以下のように考えている。

われわれの臨床経験から導かれた仮説によれば、発達障碍の子どもと関与する人とのあいだに関わり合いの難しさがもたらされる最大の要因は、子どもの関係欲求をめぐるアンビヴァレンス（相手を求めたい気持ちがあるにもかかわらず、実際には回避してしまう）と、それと結びついて現れる養育者の側の子どもに関わるのが難しいという感じである。それゆえ、臨床の要となるのは、このアンビヴァレンスを緩和するように働きかけることと、養育者の側の負の感情、および負の関わりの低減である。いいかえれば、両者のあいだに生まれた悪循環を断ち切ることである。アンビヴァレンスを緩和する働きかけの中心は、それまでの過干渉的な対応をできるだけ控え、子どもの関心の向かうところを丁寧に受け止めることである。

この対応が功を奏すると、子どもの関係欲求が前面に現れやすくなり、その結果、子どもの気持ちの動きを掴みやすくなる。子どもの気持ちが養育者に掴みやすくなることによって、養育者も子どもの気持ちを受け止めることが比較的容易になり、当初の関わりが難しいという感じが薄れ、好循環が生まれる端緒が切り開かれる。その中で子どもに少しずつ安心感が育まれていくようになると、子どもは外界に対して好奇心を持ち始め、積極的に外界との関係を持ち始めるようになる。

子どものそうした肯定的な姿は養育者の喜びとなり、養育者の前向きな育児姿勢を強めて、子どもとのあいだで何かを共有しよう、子どもの気持ちに添おうという姿が増えてくる。こうして好循環が本格的に巡り始めるが、その中で、関係欲求の高まりとの関連で、子どもの側にさまざまな表現意欲が湧いてくる。

以上が支援の基本と支援の結果についてこれまでのわれわれの臨床から得られた知見の骨子であるが、このような理念に基づく支援をわれわれは「関係発達支援」と呼んでいる。

成人期の自閉症の人々の基盤にある深刻な不安

成人期自閉症の人々への関係発達支援を積み重ねていくにつれ、知的発達の軽重にかかわらず、彼らに共通して認められる深刻な不安が次第に浮かび上がってきた。常に何かによって動かされているという気持ちに支配され、自分の意思で主体的に行動することがきわめて困難であるということである。強度行動障碍の事例では（原、二〇〇五。小林・原、二〇〇六。斉藤、二〇〇二。斉藤、二〇〇三。斉藤、二〇〇五）、このような不安を基盤に激しいパニックをはじめとする多彩な行動障碍が引き起こされていると推測されるが、青年期・成人期のＨＦＰＤＤの事例では、自分の中に「こうありたい」という思い（取り入れ）が高まると、それを誰かから否定されたような気持ちになるために、いつも自分が望むような行動を主体的（能動的）にとることができないというものである（第六章参照）。

知的発達には軽重の相違があっても、彼らのこころのありように焦点を当ててみると、両者に共通した主体性をめぐる深刻な病理をみて取ることができる。

成人期と乳幼児期をつなぐ

成人に達した自閉症の人々に認められるこのような深刻な自我障碍はどのようにして生まれるのか、それを考える上で乳幼児期の自閉症にみられる関係障碍の質的検討は重要な示唆を与えてくれる。それは何かといえば、乳幼児期早期の自閉症に認められる関係欲求をめぐるアンビヴァレンスである。

自閉症の子どもたち（に限らず、関わり合うことの難しい子どもたち）は潜在的には関係欲求を持っているにもかかわらず、肯定的な気持ちを抱く対象に対していざ接近して関わり合おうとすると、なぜか回避的な反応を起こしてしまう。ここで重要なのは、この回避的反応は本能的なもの、つまりは本人自身の意識の介在しないところでの反応であるということである。気持ちの上では肯定的であるにもかかわらず、身体が対象を回避してしまう。さらに考える必要があるのは、このような対人交流の蓄積が子ども自身の内面にどのように取り込まれていくかということである。彼らは何らかの欲求によって行動を起こそうとしても、何か理解できない大きな力によって動かされ、自分の欲求が妨げられる体験として意識化されるようになっていくことが想像される。青年期・成人期のＰＤＤの人々に認められる自我障碍や彼らの語る苦悩には、恐らくこのような乳幼児期の関係障碍に基づく体験の蓄積が深く関係しているのではないかということである。

おわりに

発達障碍に認められる多様な障碍を前にすると、それに目を奪われて、障碍に対して直接なんらかの働きかけをしたい誘惑に駆られやすいが、関係発達支援を蓄積していく中で、筆者らが痛感してきたことは、できないことをできるようにしていく支援の前に、まずもって彼らとわれわれとのあいだに信頼感をはぐくむことの大切さである。

最後に筆者が体験した感動的なエピソードを取り上げて本稿を閉じることにしよう。

強度行動障碍のために入所を余儀なくされてこれまで十数年間にわたって施設での生活を送っている成人男性である。彼は根気強い職員の支えと働きかけによって入所して数年後から見違えるような変化を示し、徐々に安定した生活を送ることができるようになっていた（原、二〇〇五）。

昨年のある寒い日、筆者は富士山の裾野に位置するこの施設に自家用車で出かけ、いつものように富士山の美味しい地下水をポリタンクに入れてもらい、運んで車に乗せようとしていた。彼の担当の職員が水を汲んでくれていたが、当時の彼はこの職員にいつも金魚の糞のようにくっついて行動するほど頼っていた。筆者は最初のタンクを手に持って車に運び、次のタンクを手に取ろうとして振り返ると、なんとそこに彼がタンクを手に持って筆者に手渡すためにじっと立っていた。職員が指示したわけではなく、彼はただそばにいるものとばかり思っていたが、筆者がタンクを重そうに手に持って運んでいる様子を見て、彼の方から手伝ってくれたのであろう。思わずありがとうとお礼を言って受け取ったが、筆者は彼のそのような思いにこころを動かされたのを今でも昨日のことのように想起することができる。

自閉症の人々のこころは常識的なものの見方に縛られている限り、不可解なものにしか映らないかもしれない。しかし、われわれが表に現れる行動に目を奪われることなく、彼らの内面に焦点を当てた援助を心がけていくと、このエピソードに示されるようなこころの繋がりを実感する体験を少なからず持つことができるようになる。このような体験をわれわれが一度でも持つことができると、彼らのこころの動きを確かなものとして実感し、どこかでつながっているというこころの絆（信頼感）が生まれてくるものである。

たとえ、成人期に達した自閉症の人々であろうと、このようなこころの絆を互いのあいだではぐくむことを、彼らの発達を支援する営みの基本に考える必要がある。このような発達の土台づくりが功を奏すると、彼らの潜在的な生きる力が発揮され、そこに初めて人間本来の発達が展開されていくことが期待されるのである。

■文　献

原鉄男（二〇〇五）「青年期・成人期（二）激しい行動障碍を呈した自閉症者への関係支援とその後の回復過程」（小林隆児、鯨岡峻編著）『自閉症の関係発達臨床』一八二－二〇七頁、日本評論社
小林隆児（二〇〇一）『自閉症と行動障害―関係障害臨床からの接近―』岩崎学術出版社
小林隆児（二〇〇四）『自閉症とことばの成り立ち―関係発達臨床からみた原初的コミュニケーションの世界―』ミネルヴァ書房
小林隆児（二〇〇五）「自閉症の三大行動特徴をどのように理解するか」（小林隆児、鯨岡峻編著）『自閉症の関係発達臨床』五八－六四頁、日本評論社
小林隆児、原鉄男（二〇〇六）「行動障碍と愛着形成―激しい器物破壊行動を示した成人期自閉症者に対する援助過程―」そだちの科学、七号、七三－八七頁
鯨岡峻（二〇〇七）「発達障碍とは何か―関係発達の視点による「軽度」の再検討」（石川元編）現代のエスプリ、四七四号、一二二－一二八頁
斉藤（原田）理歩（二〇〇二）「成人入所施設からの報告―「強度行動障碍」に苦しむ人との出会い―」（鯨岡峻編）『〈共に生きる場〉の発達臨床』二四一－二六一頁、ミネルヴァ書房
斉藤（原田）理歩（二〇〇三）「福祉現場の立場から―時間のかかる大切な基盤づくり―」そだちの科学、一号、九二－九五頁
斉藤（原田）理歩（二〇〇五）「青年期・成人期（一）日々積み重ねていくもの」（小林隆児、鯨岡峻編著）『自閉症の関係発達臨床』一五六－一八一頁、日本評論社

第二章

「関係」からみた自閉症の基本障碍仮説

「関係」からみた「共同注意」障碍仮説

はじめに

本稿では主に自閉症をはじめとする対人関係の成立に困難をもつ乳幼児期の子どもたちとその養育者を対象としてこれまで取り組んできた関係発達臨床の立場から（小林・鯨岡、二〇〇五）、「共同注意」がなぜ親子に成立しがたいのかを論じるとともに、関係発達支援の中で認められた親子関係の変容過程を通して「共同注意」がどのように成立していくのか、具体的な事例を取り上げながら考えてみたい。

自閉症の基本障碍をめぐって

言語認知障碍仮説

これまで自閉症の基本障碍について、幾多の仮説が登場しては消えていった。その代表的なもののひとつが言語認知障碍仮説（Rutter et al, 1971）であった。筆者の知る限り、この言語認知障碍仮説について真正面から問題点を取り上げて論じたものはさほど多くはないが（小澤、一九八四。滝川、二〇〇一）、筆者も数年前に論じたことがある（小林、二〇〇四）。そこで論じた要点は以下の通りである。

対象のもつ意味は、客観的、中立的に決められているのではない。主体が対象にどのように関わるか、何にどのように着目するか、そのような主体のあり方によって初めて、その対象のもつ意味は規定される。つまり対象や事象のもつ意味は、主体のそれらへの関心のあり方そのものに大きく依っている。したがって、われわれが（そのときの）対象の意味を一方的に規定し、それを子どもに押しつけるわけにはいかない。つまりは、子どもの主体性をぬきに（その子どもにとっての）対象の意味を付与することはできない。

ことばの成り立ちを考えてみると、対象とことばの関係は一対一対応にはなく、本来対象のもつ意味は多様性をもつ。とするならば、子どもに眼前の対象のもつ意味を教える際に、われわれの立場（視点）によってそれを規定することはできない。子どもがその対象に「いま、ここで」いかに関わっているのか、つまりはその対象のどのような側面（属性）に興味、関心をもって関わっているのか、そのことをふまえずして子どもに「いま、ここで」その対象のもつ意味を提示することは原理的に不可能である。したがって、子どもにことばを教える際には、子どもの側の関心のあり方、つまりは子どもの主体性を一義的に考えることがなにより大切になる。このように考えていくと、子どもが発する一見意味不明なことば（あるいは発声）であっても、そのときの子どもの主体性に着目するならば、自らそのことばの意味がそこで関わっているわれわれと子どもとのあいだに立ち上がってくる。したがって、自閉症の子どもにことばをかける際には、子どもの主観（subject）あるいは主体（subject）

を尊重した関係づくりがまずもって大切になる。

「共同注意」で示される関係のありようは、まさにここでいうところの子ども（あるいはわれわれ）の対象に向ける注意や関心をわれわれ（あるいは子ども）と共有する営みを意味していることから、本来の生きたことばの獲得のために不可欠なものであることがわかる。

このように考えていくと、これまでの客観性を重視するあまり言語（認知）機能に強く依存してきた研究方法によって問題の核心に迫ることは困難である。自閉症の言語認知の問題はその言語認知機能の獲得過程そのものに内在しているのではないかと推測される。

よって、自閉症の言語認知の問題に接近するためには、主体の主観（気持ち、動機、意図など）、間主観にまで分け入ることが不可欠である。言語認知障碍仮説は言語認知機能の獲得過程の内実を一切捨象したところに成立していたのではないかと考えられるのである。

「心の理論」障碍仮説

その後いつの間にか言語認知障碍仮説は下火になり、次いで登場したのが「心の理論」障碍仮説（Baron-Cohen et al. 1988）であった。この仮説にとりわけ大きな関心を示したのが発達心理学領域の研究者であったようにみえる。「心の理論」（Premack & Woodruff, 1978）が動物を対象とした研究から登場したことから、動物行動学者と発達心理学者は強い関心を示し、多くの論考が今日まで登場している。

この仮説をめぐって筆者が抱いてきた疑問は以下の点である。

第一に、「心の理論」障碍仮説の中心をなす実験パラダイムは「サリーとアン」課題であるが、この種の実験課題に共通していることは、被験者に話しことばを用いて課題が提示されていることである。当然そこではことばの共通理解が前提となっているが、先に述べたように、自閉症の言語認知障碍の本質は、言語認知機能の獲得過程そのものにあることを考えると、われわれ共通の文化の産物であることばを用いて課題を提示すること自体が、問題の本質からはずれた接近方法ではないかという疑問である。自閉症の子どもたちがこの種の課題提示を知的に理解することに困難を示すことが多いことは確かであるとしても、その結果のみから自閉症児が他者の心を理解できないと即断することはできないのではないかということである。

第二に、自閉症（に限らず）の子どもたちはわれわれのこころのありようと（肯定的にも、否定的にも）深くつながりながら生きていることの現実をまったく考慮に入れていないことである。ことばがいまだ獲得されていない自閉症の子どもたちと養育者との関係の機微を詳細に観察すると、いかに彼らが場の雰囲気や養育者（あるいはわれわれ）のこころ（気持ち）の動きに敏感に反応しているかに気付かされ、驚かされる（小林、二〇〇七。小林・原田、二〇〇八）。彼らは原初的知覚に強く依拠しながら、環境世界と関わっているということである。よって、彼らは知的には他者のこころを理解することに困難はあるとしても、身体（情動）水準では、つまり情動的コミュニケーションの世界では、他者のこころのありようを自ら体感しているのである。たとえそれが異常なほどに過敏にではあっても、である。

第三に、「心の理論」障碍仮説を立てる際に、「こころ」の成り立ちをどのように考えているかということである。「こころ」の原初のかたちをどのように考えるかという問題である。素朴に考えてみてもわかることだが、乳児は自分の気持ちのありようを知的に理解することはむずかしい。さらに、原初の段階では喜怒哀楽といった気持ちの分化さえも満足にはできていない。しかし、生まれてまもなく、泣き方も次第に分化し、空腹なときと眠いときでは泣き方にも違いが表れる。その段階で乳児自身は自分の気持ちをいまだ理解してはいない(だろう)。そこで養育者は乳児の気持ち、つまりは情動の動きを自らの身体で感じ取って相手をする。乳児が今なぜ泣いているのか、何が不快なのか、乳児の気持ちを感じ取りながら応じている。まるで養育者自身が乳児であるかのように、そこで感じ取った(乳児の)気持ちを投げ返しながら相手をしている。成り込み(鯨岡、一九九七)と映し返し(ミラーリング)である。このような関わりの体験の蓄積によって子どもの情動の分化は促進されるとともに、子ども自身も自分の情動の動きの(文化的)意味に気付くようになる。

乳児を含め子どもは、われわれのこのような関わりなくして、共同体としてのこの世界で自分や環境におけるさまざまな対象や事象の文化的意味を体得することはできない。われわれ自身が自分の姿を鏡なくして見ることができないことと同じである。子どもにとって彼らを見つめるわれわれの瞳は、われわれにとっての鏡と同じような機能を果たしているのである。

「こころ」とは、このような対人交流を日々蓄積している中で、次第に形成されていくものであって、子どもの中に自己完結的に自生してくるような性質のものではない。関係を抜きに「こころ」の問題を考えていくことなど原理的に不可能である。

とするならば、まずもって問題として取り上げる必要があるのは、なぜわれわれは自閉症の子どもたちの情動(気持ち)の動きを感じ取ることが難しいのか、それはどのような関係の問題としてとらえることができるか、ということである。もしもわれわれが彼らの情動の動きを容易に感じ取りながら関わることができるのならば、彼らの気持ちの分化も進み、彼らのこころも次第にはぐくまれていくのではないか。われわれに彼らの情動の動きを感じ取ることを難しくしているのは何か、その点を追及していくことが必要ではないのか。

しかし、なぜか自閉症研究（に限らないが）においてはこれまで、言語認知障碍仮説でも、「心の理論」障碍仮説でも一貫して自閉症の基本障碍を子どもの個体側の問題としてとらえ続け、彼らを取り囲む養育者をはじめとする環境要因は捨象されてきた。人間の発達は素質と環境の相互作用の結果であるという自明なことがこれまでなぜかないがしろにされ続けてきたのである。

「共同注意」障碍仮説

さらに同じ頃登場したのが、本稿のテーマである「共同注意」障碍仮説である（Mundy & Sigman, 1989）。われわれがある対象に向かって指差し、それに対して子どもがその対象に関心を向け、そこでわれわれがその対象のもつ意味を語る。このような三項関係が容易には成立しないというところに、自閉症の基本障碍を想定するのが「共同注意」障碍仮説である。メタ表象の認知機能の獲得（つまりは「心の理論」の獲得）以前に出現する共同注意機能に自閉症では障碍が認められる。共同注意の問題がより基本の障碍だというわけである。

この仮説は、これまでの言語認知障碍仮説や心の理論障碍仮説と比較すると、「共同注意」とあるように、関係を示唆する視点が感じられるところがこれまでの仮説と異なるところかもしれない。しかし、自閉症の基本障碍としての「共同注意」障碍仮説の提起もやはり基本的に個体能力障碍の枠組みを抜け出していないように筆者にはみえる。

これまでの議論から浮かび上がってくるのは、自閉症の基本障碍をめぐる問題の立て方そのものに対する疑問である。

そもそも発達現象とは、土台が育ち、それに積み重ねるようにして展開していくものであることを考えると、「共同注意」の問題を追求していけば、自ずとその前段階の問題を取り上げる必要が出てくる。基本障碍は何か、という問題追求を続けていけば、際限なくつぎなる疑問が生じてくることになる。臨床には関与せず研究一筋で生きる者にとってはそれでも探究心を満たしてくれるかもしれないが、われわれ日々発達に問題を抱えた子どもとその家族に接しながら研究の道を探っていく立場の者にとっては、より現実的な方法が求められるのではないか。基本障碍を追求するという問題の立て方が、発達というきわめて複雑な要因が日々錯綜する現象に対して果たして有効な手だてか否か、今一度立ち止まって考えてみる必要があるのではないか。

生誕後、素質と環境が不断に交流しながら展開していくということに発達の本質があることを考えると、自閉症の問題に取り組むにあたって、まずもって対人関係そのものがなぜ成立困難なのか、再度原点に戻って対人関係の質的検討を行う必要があるのではないか。そして、そこで把握された関係の問題（関係障碍）に対して支援を重ねながら、関係の変容過程を通して、こころの育ちを検討していくことがもっとも現実的で、実践的な営みではないかと思われるのである。

関係障碍の内実からとらえられた注意の問題

新奇場面法からみた注意の問題

筆者は関係の問題の性質を探る目的でアタッチメント・パターンの評価に世界的に用いられている新奇場面法（Strange Situation Procedure；ＳＳＰ）（Ainsworth et al, 1978）を関係評価のひとつの枠組みとして実施して

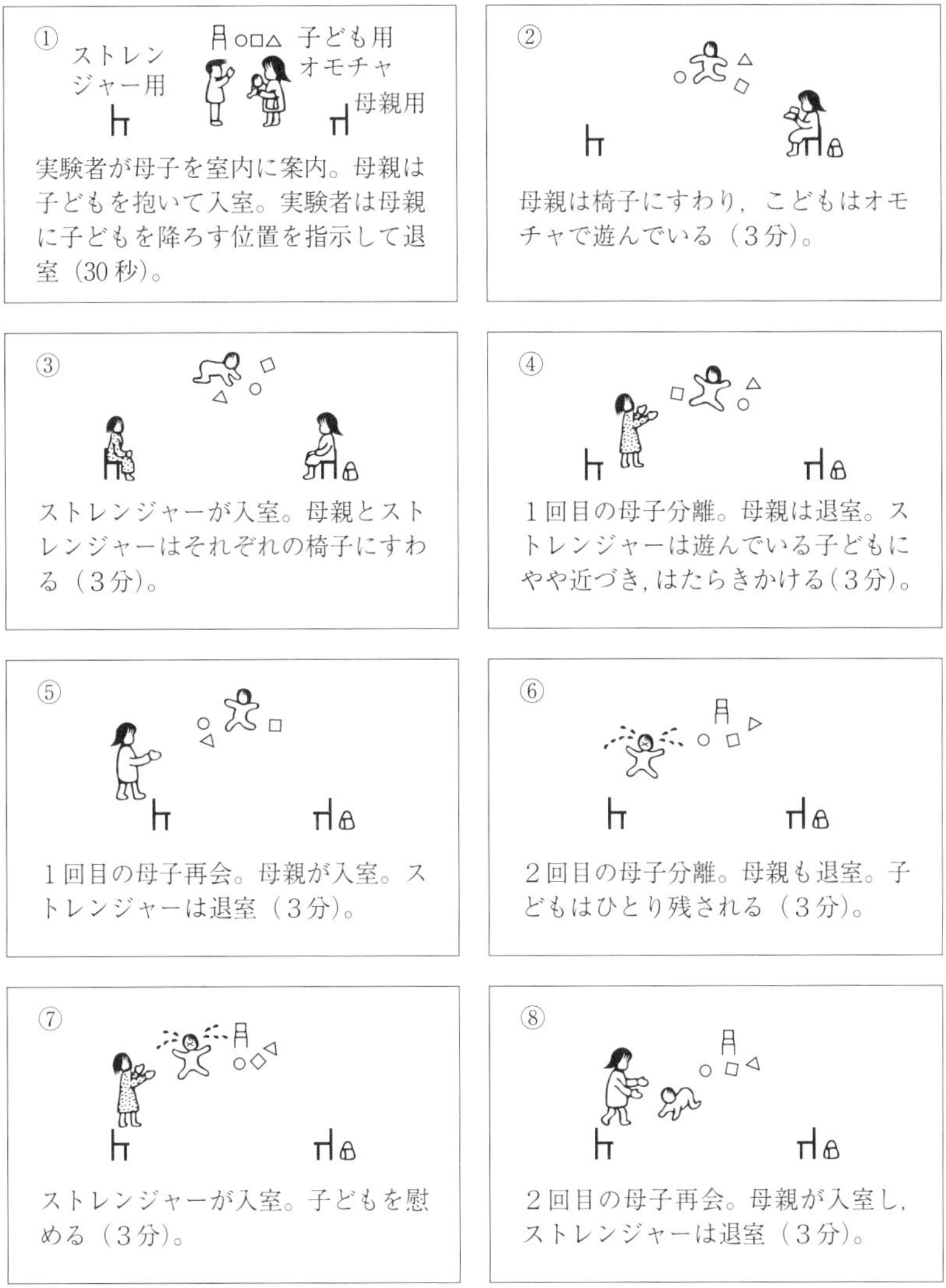
①
ストレンジャー用
子ども用オモチャ
母親用
実験者が母子を室内に案内。母親は子どもを抱いて入室。実験者は母親に子どもを降ろす位置を指示して退室（30秒）。
②
母親は椅子にすわり，こどもはオモチャで遊んでいる（3分）。
③
ストレンジャーが入室。母親とストレンジャーはそれぞれの椅子にすわる（3分）。
④
1回目の母子分離。母親は退室。ストレンジャーは遊んでいる子どもにやや近づき，はたらきかける（3分）。
⑤
1回目の母子再会。母親が入室。ストレンジャーは退室（3分）。
⑥
2回目の母子分離。母親も退室。子どもはひとり残される（3分）。
⑦
ストレンジャーが入室。子どもを慰める（3分）。
⑧
2回目の母子再会。母親が入室し，ストレンジャーは退室（3分）。

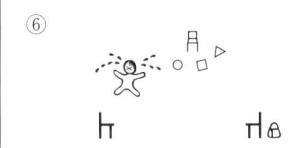

図5　新奇場面法（SSP）
〔繁多進（1987）『愛着の発達―母と子の心の結びつき』大日本図書．p.79より引用・改変〕

いる（図５）。

ただし、ここで注意を喚起したいのは、これまでのアタッチメント研究の多くは、アタッチメント（attachment）の語義に示されているように、子どもが養育者に接近し密着するという行動次元での観察に力点を置いていることである。子どもが養育者に向けるアタッチメント行動の特性のみを取り上げてアタッチメント・パターンとして評価するということの問題である。養育者に対して子どもにどのような気持ちが生まれ、行動が誘発されるかを考えるとともに、当然子どもの相手をしている養育者にもさまざまな気持ちが喚起され、行動が誘発されるはずである。そしてそのことが子どもにも影響を及ぼしているはずである。そこでは子どもと養育者とのあいだに複雑な気持ちの動きが派生するとともに、両者にさまざまな行動が誘発されている。つまりは、子どものアタッチメントにまつわる問題も「関係」という視点が不可欠だということである。それにもかかわらず、アタッチメント研究でも、子どものアタッチメントにまつわる行動に力点がおかれ、養育者の養育行動は取り上げられたとしても両者の「関係」、とりわけ「いま、ここで」の関係のありようそのものにふみこんではいないように思われる。

筆者は関係障碍を呈した多くの事例にＳＳＰを実施する中で、子どもと養育者の関係のありようがいかに繊細で微妙なこころの動きを伴って展開しているかを教えられてきた。

自閉症あるいはそのリスクをもつ子どもにおける「注意」の問題はＳＳＰでは次のような形で顕在化することが多い。具体例を取り上げてみよう。

B子　初診時一歳九カ月　自閉症　〈知的発達水準〉境界域

〈主訴〉視線が合いにくい、呼びかけに反応しない、喃語のような発声ばかりで有意語はない、ひとり言のようにぶつぶつつぶやく、気移りがはげしい

〈生育歴〉乳児期、B子は母乳を飲みたがらず、飲ませようとするとB子は母の胸に手をあてて押しのけ、授乳されるのを嫌がっていた。そのため母は搾乳して飲ませていた。ただB子は抱かれることは嫌がらなかったので、抱いていることが多かった。生後五カ月のとき、母が手首の腱鞘炎になり、治療のため安静にするようにいわれ、B子を抱くことを極力減らすようにした。泣けば抱くようにしていたが、抱いてやれないときは激しくずっと泣き続けていた。生後八カ月には母に対する後追いがはっきり認められた。一一カ月で歩き始めると周りの物への関心が増え、あちこち歩き回るようになり、抱っこを求めなくなった。

一歳、非常口のマークなど、独特な物に興味を示すようになった。一歳二カ月、ビデオを見せるようにしたら、シマジロウや英語のビデオを一日数時間見るようになった。当時からアルファベットには興味を示し、母のシャツの文字を見て指差していた。また、家の中に貼られていた「あいうえお」表を見続けたり、車のナンバープレートの数字を見続けたりしていた。一歳六カ月、横目で斜め見をするようになったが、一、二週間で消失した。このころから呼びかけても反応しなくなり、視線も合いにくくなった。一歳六カ月健診、多動で、明らかに他児と違うことに母は気付いた。以後、B子に対する接し方をいろいろと工夫するようになった。父も母と一緒になって、夜、遊びの相手をしてやると、喜んで楽しみにするようになった。母が手遊びをしてやると、よく見て真似をするようなところも出てきた。

一歳九カ月、他院から筆者を紹介され母子同伴で受診。自閉症と診断され、MIUでの支援が開始された。

〈SSPでの特徴〉（詳細は一八〇頁参照）

母子二人で自由に遊んでいるときは、母親の働きかけには目立った反応は乏しく、母親に背を向けながらひとりで遊ぶことが多い。母親もどうしてよいか途方に暮れて手も足も出ない状態にあった。その後、ストレンジャーが入室

するとストレンジャーに対して強い警戒的な態度をとっていた。
しかし、一回目の母子分離の際、母が退室するとすぐに気付いたが、ボールテントの中に入ったままボールを扱うことも止め、急にまったく声も出さなくなり、じっと周囲の様子をうかがうようにして身を硬くした状態がしばらく続いた。母との直接的な関わりは避けながらも、いざ母親が目の前から姿を消すと、明らかに不安と緊張が高まる様子であった。

三分後の一回目の母子再会で、母が入室してくると自分のそばに来るまで母の方をじっと見ていたが、いざ母が目の前に来ると視線を逸らし、まるで吸い寄せられるように、B子の注意は退室するストレンジャーの方に移っていった。ソフトブロックで遊んでいたB子の正面に母が座って手を貸そうとすると、B子は母を回避するようにその場から離れてソフトブロックが入れてあるカゴのほうへ移動してしまった。母もB子にどう関わったらよいかわからない様子で、その場に座ったままB子を遠くから眺めていた。

B子が母親の不在に対して心細くなり、周囲に強い警戒的な構えを見せていたにもかかわらず、いざ母親と再会し母親と身体が触れ合うほどの至近距離になると、ほとんど反射的（自動的）に視線は母親からストレンジャーの方に逸れてしまっている。このような視線回避の反応を引き起こしている最大の要因は関係欲求をめぐるアンビヴァレンスと筆者は考えているが、関係欲求という養育者に向ける気持ちのありようが、こうした視線回避行動を誘発している。さらにいうならば、このアンビヴァレンスによってアタッチメント関係は深まらず、安心感がはぐくまれない。その結果、常に心細い心的状態にあって、視線のもつ力動感がB子にとっていたく侵入的に映るため、思わず視線回避が起こっていると思われるのである。

関係の変容過程で認められる注意の問題

この視線回避の問題は、支援初期段階のＳＳＰでのみ観察されるのではなく、支援の過程で〈子ども－養育者〉関係がかなり改善してきた段階においても突然生起してくることがまれではない。Ｂ子の場合は以下のようなエピソードとして現出した。

初回からB子はMIUにあったビニールの大きなフープに興味を示し、母親に床に立てて回すように要求するようになった。第三回のセッションで、フープを目にすると、自分から要求して母にフープを回してもらった。しかし、それに夢中になることはなく、フープの先の遠くにあったおもちゃ箱の中のミニチュアの哺乳瓶が目に入ったのか、突然それを取りに行ったため、それまでの母子二人の遊びは途切れてしまった。

さらに、B子は母にお手玉のようにしてボールをポーン、ポーンと投げてもらい、それを見て嬉しそうにしていたが、突然上がったボールに合わせて上を向いた拍子に、天井のカメラが目に入ったのか、それに目を奪われてしまい、じっとカメラに見入ってしまった。唐突に注意が逸れるために、一緒につき合っているわれわれも楽しい気分が持続せず、そのたびにどこか寂しい思いを味わうのであった。

われわれはＢ子のセッションを重ねていくうちに、一緒に遊んでいる最中にも、このような周囲の刺激に容易に動かされやすい傾向を頻回に認めた。この種のエピソードが示しているのは、彼らの注意が周囲の刺激に容易に動かされるということである。

ここで重要なところは、この種の行動（注意転導）が当事者の意図的なものではなく、新奇刺激に思わず引き寄せられるように、非意図的に現出したものであるということである。筆者はこのような行動を接近・回避動因的葛藤行動（Richer, 1993）として位置づけているが、その背景にはいまだ残存している関係欲求をめぐるアンビヴァレンス、すなわち情動の問題が深く関与していることが推測されるのである。この注意の問題は、本能的、自動的水準、つまりは情動的コミュニケーション水準での反応であることが重要なところである。

なぜならば、関係欲求をめぐるアンビヴァレンスが緩和し、〈子ども－養育者〉関係がしっかりと安定したものになっていくにつれ、このような注意の問題は目立たなくなることを幾度となく経験してきたからである。ただし、先ほど述べたように、情動と注意の問題はより生物学的要因の強いものであるためか、かなり長期的に持続しやすいという傾向は否めない。

この注意転導の現象が起こる背景には、遊びで快の興奮が生じたとしても、十全な情動興奮をもたらすまでに至りにくいことが関係していると推測される。したがって、彼らに対する関係支援では、筆者は彼らの情動（正負ともに）が十全に機能するようになることを目指すことに力点を置いている。喜怒哀楽がのびのびと表出されるようになることを大切にしているということである。

彼らは関係欲求に限らず本能欲求全般にわたってアンビヴァレンスが強い。そのため、彼らは本能欲求に基づく行動さえ円滑にとることができにくい。恐らく彼らにとっての主体性の問題の起源には、このような本能次元の問題があるのではないかと思われるのである。そのように考えると、彼らの主体性をはぐくむという発達支援がいかに大変な営みかが想像できるであろう。

関係発達支援の基本にあるもの

このようなアンビヴァレンスの強い子どもたちと日々関わり合う養育者には、どのように関わったらよいかという非常に強い困惑と不安がある。そのことがさらに両者の関係に負の循環を生むことになる。それゆえ、いかにしてこのアンビヴァレンスを緩和するかということが臨床の初期の要となる。つまりはいかにして両者に生まれた関係の悪循環を断ち切るかということである。そのための最大のポイントは、それまでの過剰なまでに積極的な働きかけを可能な限り控え、子ども自身の関心の向かうところを丁寧に受け止めることである。それまでの養育者の積極的な構えの持つ力動感は子どもにとっていたく侵入的に映っていると思われるからである。

しかし、ここで心に留めておかねばならないのは、養育者のこのような関与も、子どもが自分を積極的に押し出さないという自閉症の基本にある問題と深く関係しているのであって、数十年前の環境因論でさかんに言われた養育者の育て方といった表層的で短絡的な問題の立て方とはまったく異なったものであるということである。

このような対応が功を奏すると、子どもの関係欲求が前面に現れやすくなってくる。その結果、子どもの気持ちの動きを養育者は掴みやすくなる。養育者は子どもの気持ちを受け止めやすくなる。それは養育者の不安の軽減をもたらす。このようにして両者の関係に好循環が生まれる端緒が切り開かれる。その中で子どもに少しずつ安心感がはぐくまれていくようになると、子どもは外界に対して好奇心を持ち始め、積極的に外界との関係を持ち始めるようになる。

子どものそうした肯定的な姿は養育者の喜びとなり、養育者の前向きな育児姿勢を強めて、子どもとの間で何かを共有しよう、子どもの気持ちに添おうという姿が増えてくる。こうして好循環が本格的に巡り始めるが、その中で、関係欲求の高まりとの関連で、子どもの側にさまざまな表現意欲が湧いてくる。

共同注意という現象はこのような関係の変容過程で必然的に生まれてくると思われるのである。

次にそのことを教えられた具体的な一例を紹介することにしよう。四歳〇カ月時に初めて出会い、以来数年間ＭＩＵでの臨床的関わりが続いた事例である。

親子の関係発達支援と共同注意

事例提示とＳＳＰ

Ｃ男　初診時四歳〇カ月　自閉症〈知的発達水準〉正常
〈主訴〉ことばの遅れ、視線回避、会話が一方通行、オウム返し、独語、偏った好み。
〈発達歴〉胎生期は特に問題はなく、満期安産だった。しかし、乳児の時から身体が弱く、風邪をこじらせては肺炎になったり、喘息気味で、生後一年はほとんど寝てばかりであった。そのためもあってかあまり母親になつかず、どことなく視線も合いにくく、もの静かな印象の強い子どもであった。人見知りがなかったために、手もかからず子育ては楽だった。家業の手伝いもあったので、仕事ができて助かったというのが正直な気持ちだった。一歳の誕生日前にはハイハイをせずにいきなり歩けるようになった。一歳六カ月健診では特に異常を指摘されることはなかった。二歳の時、保健所で初めてことばの遅れを指摘された。ことばはなかなか出てこなく、二歳半になってようやく発語。三歳健診で、知的障碍児施設に通うことを勧められたが、当時は両親ともさほど深刻に思わず、なんとかなるのではと軽く考えてどこにも通わせせなかった。

三歳すぎるころから、タオルケットを始終お守りのように持ち歩くようになり、それを取り上げると火がついたように激しく泣くようになった。あまりにもかんしゃくが激しいので、さすがに両親も心配になり、地域のこども病院小児科を受診し、精査を受けたが特に異常は指摘されなかった。発達検査では二歳程度と言われた。

その後、次第に自分ひとりで遊ぶことが増え、自分の世界に没頭してぶつぶつとつぶやいていることが多くなった。ときに、天井を見て笑い出したり、手をヒラヒラさせたりすることもみられるようになった。

三歳すぎの春先から保育園に通うようになったが、園では相変わらずひとり遊びが目立ち、集団活動にはまったく興味を示さなかった。園の方から問題を指摘されて、両親も心配が強まり、四歳〇カ月、近所の人の勧めで筆者のところに受診となった。

〈SSPで認められた母子の関わり合いの特徴〉

SSP開始前の説明時、母親は自分が不在になってもC男は何の反応もしないだろうと予測していたが、実はそうではなく、C男は後追いをしたり、泣いたりしないだけであった。母親の不在に対して情動面の激しい混乱を示し、ついには不随意運動と思われるような奇妙な反応（チック様発声、前腕のけいれん様運動）を見せている。さらにはひとりでつぶやくようにして空を見つめている。一見すると奇妙な印象を受けるが、近くで見ていると非常に痛々しい感じのする反応である。母親の熱心なC男への働きかけには回避的な態度を示しながらも、いざ母親が不在になると、明らかに不安は高まっている。しかし、母親を求めるような直接的行動を取ることはできない。非常に強い動因的葛藤が認められ、ついには葛藤行動としての不随意運動を思わせる反応が生じていた。

関係発達支援開始時のこのような関係障碍に対して、われわれは先に述べたような基本方針に基づき、根気強く支援を続けていった。その後、紆余曲折を経て、幼児期後期に親子関係も良好になってきたころ、次のようなエピソードを母親が手記に述べている。

忘れられないエピソード――母親の手記より
このころの私にとってどうしても忘れられないエピソードがある。

C男は五歳二カ月。MIUに通い始めて一年数カ月経った二月のある寒い日のことだった。午後からパラパラと雪が降ってきた。

そんなとっても寒い日は、C男とお家でゴロゴロ過ごす。居間の大きな扉の窓に頭をくっつけて仰向けになった私は、自分の方へ向かってくる雪を下から見ながらC男に「こうやって見ると面白いよ！」と教えた。「すごいね〜、たくさん落ちてくるね〜。」って。C男も「ワァ〜！」という感じで、二人しばらくそれを見入っていた。

次の日も窓を開けると雪が降っていた。今度はC男から仰向けに寝て、昨日と同じ見方で雪を見ていた。しばらくして私を引っ張り、〈同じことしろ、一緒に見ようよ〉という感じで誘ってくれた。

こういうときのゆっくり流れる時間を過ごしていると、そのときの雰囲気、空気がホワンとしていて、お互い穏やかな気持ちになり、ことばなんていらない。一つのことを見て、一緒に感じていられることがうれしかった。

ここに描かれている親子の関わり合いは、「共同注意」で示される関係のありようそのものといってもよい、とても感動的な内容である。

関係発達支援の経過の中で浮かび上がってきたこと

第一に浮かび上がってきたことは、われわれがまず目指すのは、子どもの側の関係欲求をめぐるアンビヴァレンスの緩和だとはいっても、このアンビヴァレンス自体もけっして子どもの側だけの問題で生まれるという単純なものではないということである。

養育者は意識的には積極的関与を控えているつもりであっても、実際の関わり合いの中ではさほど容易に円滑に好ましい方向に変わっていくものではない。それはなぜかといえば、養育者の行動を規定している前意識水準の問題が関与していることが少なくないからである。われわれ誰でも子育てに従事する際に、子どもに少しでも早く、元気に成長してもらいたいと願うものである。そのような思い（こうあってほしいという子どもに抱く理想の姿）が「這えば立て、立てば歩めの親心」を形作っているが、こうした思いは普段意識することはなくても養育行動におのずから反映されている。このような前意識水準の価値観と思いが養育者の子どもへの関わりにいろいろと反映するからである（Lebovici, 1983）。

この事例では、母親自身が子ども時代に自分の母親による被養育体験を通して、とても立派で努力家であった母親の期待に応えることで褒められることの喜びを実感してきた。このことが自ら母親になったとき、周囲からよくやっている親として認められることを目指す熱心な養育者としての行動へ駆り立てていたことが次第に浮かび上がってきたことである。このことは通常肯定的に評価されることはあっても否定的に取り上げられることではないかもしれないが、関係をもちにくい子どもとの関わり合いにおいては、子どもの能動性をはぐくむ上でこのような関与が時に阻害的要因として機能してしまう。ここにも関係の問題として考えていくことの重要性が指摘されるのである。

第二に、先の母親の一時的混乱を救ったのが父親の存在であったということである。ＭＩＵでの支援開始当初は、父親のぎこちなく唐突な子どもへの関わりは、当時の子どもにとっては強引に誘い込まれてしまうほどの強い負の刺激となっていたが、次第に子どもが外界への好奇心を抱き始め、遊びの広がりを求め始めた段階になると、それまでのぎこちない父親の動きも落ち着きを取り戻すとともに、父親がさりげなく目の前で展開してくれる新奇な遊びが子どもの好奇心をいたく刺激し、父子一緒になって生き生きと遊びは広がっていくようになった。このようにして家族全体の機能が修復されていったのである。

第三に、先に述べた「共同注意」に示されるような関係のありようは、第一に取り上げた母親の気付きによって、あまりに積極的な関与が影を潜めていったことにより初めて生まれてきたことである。

そして、このような関係が生まれたことと時期を同じくして、子どもが母親に寄せる関係欲求を直接的に強く表に現すことができるようになっている。これまでにもすでにアンビヴァレンスが多少なりとも緩和していくことによって、母子間のアタッチメント形成は一定の深まりを示していたことが、母子の注意や関心を共有し喜びを分かち合う関係を生んだことは確かであろうが、次第に母親がゆとりを取り戻したことがより一層両者の関係を確かなものにし、子どもは関係欲求をより強く前面に押し出すことができるようになり、母親もそれをより自然に受け止めることができるようになっていったのである。

おわりに

以上、関係発達支援の経過の中で浮かび上がった主要な点を考えていくと、われわれが自閉症の子どもたちの情動（気持ち）の動きを感じ取ることが難しいのは、子どもの側に強いアンビヴァレンスが生まれているからであるが、そのため養育者（われわれ）との関係は必然的に負の循環をもたらすことになる。それをわれわれは関係障碍としてとらえて支援のあり方を志向している。

「共同注意」で示される関係のありようは、この関係障碍に対する介入とその後の紆余曲折を伴った根気強い関係発達支援によってやっと生まれてきたことがわかる。

改めて痛感するのは、われわれの生きる共同世界の文化を子どもに伝えるという養育行動は、子どもというまだ文化を身にまとっていない立場の者を変えていくことではなく、養育者をはじめとするわれわれ自身のこころのありようそのものに目を向けながら、子どものこころの動きに沿った丁寧な養育的関わりが求められているということである。

素質と環境の不断の相互作用としての現象である発達という問題を考える際には、何か特定の原因探しをするのではなく、あくまで「いま、ここに」立ち現れている子どもとわれわれとの関係そのものをしっかり丁寧にとらえることから出発することがぜひとも必要なのではないか。なぜなら、われわれ自身のこころのありようを抜きにして発達の問題をとらえることは原理的にありえない。ヒトは「関係」を通してしか人になりえないからである。

■文　献

Ainsworth, M. D. S., Blehar, M. C., Waters, E. & Walls, S. (1978). Patterns of attachment: A psychological study of the strange situation. Hillsdale, NJ: Lawrence Erlbaum Associates.

Baron-Cohen, S., Leslie, A. M. & Frith, U. (1988). Does the autistic child have a 〝theory of mind〟? Cognition, 21, 37-46.

繁多進（一九八七）「愛着の発達―母と子の心の結びつき」大日本図書

小林隆児（二〇〇四）『自閉症とことばの成り立ち―関係発達臨床からみた原初的コミュニケーションの世界―』ミネルヴァ書房

小林隆児（二〇〇七）「ストレンジ・シチュエーション法からみた幼児期自閉症の対人関係障碍と関係発達支援」（数井みゆき、遠藤利彦編）『アタッチメントと臨床領域』一六六 - 一八五頁、ミネルヴァ書房

小林隆児、原田理歩（二〇〇八）『自閉症とこころの臨床―行動の「障碍」から行動による「表現」へ―』岩崎学術出版社

小林隆児、鯨岡峻（編著）（二〇〇五）『自閉症の関係発達臨床』日本評論社

鯨岡峻（一九九七）『原初的コミュニケーションの諸相』ミネルヴァ書房

Lebovici, S. (1983). Le nourrison, la mere et le psychoanalyste: Les interactions precoces. Paris, Le Centurion.

Mundy, P. & Sigman, M. (1989). The theoretical implication of joint-attention deficits in autism. Development and Psychopathology, 1, 173-183.

小澤勲（一九八四）『自閉症とは何か』精神医療委員会（復刻版が二〇〇七年に洋泉社から発刊されている）

Premack, D. & Woodruff, G.(1978). Does the chimpanzee have a theory of mind? Behavioral and Brain Sciences, 1, 515-526.

Richer, J. M. (1993). Avoidance behavior, attachment and motivational conflict. Early Child Development and Care, 96, 7-18.

Rutter, M., Bartak, L. & Newman, S. (1971) Autism: A central disorder of cognition and language. Rutter, M.(ed.), Infantile autism: Concepts, characteristics and treatment. pp 148-171. Edinburgh, Churchill-Livingstone.

滝川一廣（二〇〇一）「自閉症はどう研究されてきたか―新しい自閉症観に向けて―」児童青年精神医学とその近接領域、四二巻、一七八-一八四頁

われわれは自閉症の子どもたちのこころを理解しているか
――「関係」からみた「心の理論」障碍仮説

はじめに

自閉症の「心の理論」障碍仮説をはじめとして昨今の自閉症研究では脳の障碍ばかりに関心が集まり、自閉症の子どもたちは他者のこころがわからないかのような言説が流布している。その影響が大きいと思われるのだが、今や自閉症児は他者のこころのありようを「理解する」ことが難しいとみなされ、彼らの理解を促進するために、環境を調整したり、わかりやすい働きかけの工夫がなされることが多い。

筆者がここで少し考えてみたいと思ったのは、人が人を「理解する」ということについてである。通常、「理解する」ということは、頭で理解する、知的に理解する、といったふうに考えられている。問題はここで、「頭ではわかっていても身体がついていかない」「話はわかるが、どうも腑に落ちない」などの体験的な言辞に示されるように、理解の水準には二重性が孕まれていることに気付かされる。身体水準で理解すること、知的水準で理解すること、この二重性である。

「心の理論」障碍仮説に対するいくつかの疑問

「心の理論」障碍仮説（Baron-Cohen et al., 1988）は、自閉症の子どもたちが他者のこころの動きを類推したり、他者が自分とは異なった信念を持つ存在であることを理解することが難しく、それが彼らの基本障碍だとするものである。この仮説に対する筆者なりの疑問については、すでに前稿で述べたのでここでは詳述しないが、最大の疑問は以下の点にある。

自閉症の子どもたちと養育者との関係の機微を観察してみると、いかに彼らが場の雰囲気や他者の心の動きに敏感に反応しているかに気付かされるが、それはおそらく彼らが生まれてから今日までずっと続いてきた対人的構えであったのだと推測される。このことがアンビヴァレンスという独特な対人的構えを生みだしているが、これは関係の中で生まれてきたものであって、けっして生来的な子どもの側の特性として抽出することのできないものである。つまり情動水準の対人相互間で敏感に影響し合うことによって生まれたものなのではないか。そうだとするならば、もともと彼らは他者の情動の動きに過剰なほど影響されやすい状態にあったと想像される。このことは他者の情動の動き、つまりはある種のこころの動きを彼らは本能的に感じ取り、反応しているともいえるのではないか。身体水準での理解を考える際には、彼らのこうした特徴を充分に考慮する必要があるのではないか。

話しことばを用いた「心の理論」実験パラダイムを通して与えられた課題を彼らが知的に理解することに困難を示したとしても、そのことだけで、彼らが他者のこころのありようを理解することができないと即断することはできないのではないか。そこにはことばを用いること自体に孕まれた大きな陥穽が潜んでいるのではないかと思われるのである。

つぎに問題となるのは、こころの成り立ちをどのように考えているかということである。人間誰しも生まれて初めての体験をした際には、その意味を即座に理解することは難しい。先達者に教えを請う必要がある。乳児はまさにそのような存在であって、日常的に初めての体験を繰り返していく。そこでは養育者の果たす役割がことのほか重要となる。乳児の体験の意味を、まさに体験的に理解している養育者が乳児に成り込み、映し返していくという営みを繰り返す。このような養育的関与によって初めて、乳児は体験の文化的意味を体得していくことが可能になる。このような関与の大前提となるのが、乳児が今どのような体験をしているかを自らの身体を通して感じ取り理解することのできる養育者の存在である。そこに〈子ども－養育者〉関係の質が問われる。自閉症のこころの発達の問題を考える上でのもっとも基盤となる問題はそこにあるのである。

こころの成り立ちをこのように考えていくと、われわれがまずもって問題として取り上げる必要があるのは、なぜわれわれは自閉症の子どもたちのこころ（気持ち、情動）の動きを感じ取ることが難しいのかということである。そこにはどのような関係の問題が派生しているのかということである。もしもわれわれが彼らのこころの動きを感じ取りながら関わることができるならば、彼らの気持ちの分化も進み、彼らのこころも次第にはぐくまれていくのではないか。われわれに彼らのこころの動きを感じ取ることを難しくしているのは何か、その点を追及していくことが必要なのではないのか。

関係欲求をめぐるアンビヴァレンスと情動の機能不全

自閉症の子どもたちとわれわれとの関係を困難にしているのは、子どもたちに認められる関係欲求をめぐるアンビヴァレンスである。このアンビヴァレンスのために、われわれとの関係に負の循環が生まれ、その結果さまざまな異常行動がもたらされる。そして、負の循環が断ち切られない限り、このアンビヴァレンスは増強の一途を辿っていく。

このアンビヴァレンスはこころの原初のかたちともいえる快／不快の分化さえ困難にし、情動の機能不全をもたらす。両者間に情動が共振するという本来の情動的コミュニケーションの成立が困難になるのである。

われわれが子どもたちの情動（気持ち、こころ）の動きを感じ取ることが困難であるのは、このような理由によるものであって、子どもの側の要因（素質）か、われわれ養育者側の要因（環境）か、といった単純な二者択一の問題ではない。素質と環境が相互に複雑に影響し合った結果生まれるもの、まさに関係の問題なのである。

ここで示された関係の問題、つまりは関係障碍に対してなんらかの支援の手だてを考え、負の循環を断ち切り、好循環をもたらすことができれば、関係は修復されていくことが期待される。このような支援のあり方をわれわれはこれまで「関係発達支援」と称してきた。

この基本姿勢に基づいた支援を通して、子どもたちにどのような形で「他者のこころを理解する」ことにつながるこころの動きが生まれてくるのであろうか。

ここでわれわれがこれまで取り組んできたＭＩＵでの経験の中からいくつか具体例を取り上げてみることにしよう。いずれも支援の中で親子の間に好循環が巡り始めた頃の印象的なエピソードである。

自閉症の子どもたちが垣間見せる養育者を思いやる心

関係発達支援開始後二六カ月が経過した頃の母親の手記からの抜粋である。

D男　当時五歳五カ月

（ある日、D男と母親が手をつないで歩いていたときのこと）

細い道で後ろからバイクの音が聞こえたとき、つないでいた手をそっと自分のいる空き地に寄せてくれた。危ないという理解と私へのやさしさを感じた。

公園の垣根を越えるとき、まず自分で先に行き、後に続く私のために枝や葉を分けてくれた。私への思いやりの心の成長がとてもうれしい（小林、二〇〇〇、一五四頁）。

いずれのエピソードもおそらくは日頃母親が子どもに対して行ってきた振る舞いであろうが、それがいつの間にか子どもにも見られるようになっていったことが推測されるのである。

すでに第二章でとりあげたC男（五二頁）の支援経過での印象的なエピソードを母親の手記から抜粋してみよう。

関係発達支援開始後、一一カ月が経過した頃である。

C男　当時四歳一一カ月（五二頁参照）

一一月の寒いある日。

風邪を引き、熱が上がってきたC男をおんぶしてお店に忘れ物を取りに行った。自宅へ戻ろうとしたとき、突然大雨が降ってきた。私はお店の中に傘はないかと探したが見つからなかった。C男はフード付きのウィンドブレーカーを着ていたので、C男を台の上に立たせ、「濡れないようにかぶろうね」と言いながら、フードを頭にかぶせ、C男をおんぶして歩こうと外に出ようとした。そのとき、私の頭に何かがふっとかぶさってきた。私もフード付きのトレーナーを着ていたが、C男は何も言わず、私にもフードをかぶせてくれたのだ。

C男がこんなことをしてくれたことは今までなかったから、意外だったし、驚いた。

C男のやさしい気持ちに触れて心が温かくなった。

うれしかった。

「ありがとうね」って伝えて、おんぶしながら走って家の中に入った。

これらのエピソードから教えられるのは、養育者が子どもたちの気持ちの動きに沿った対応を丁寧に積み重ねていくことによって、子どもたちは養育者との一体感を体験し、安心感がはぐくまれていく。子どもたちの主体性を重んじる支援の結果が、このような感動的なエピソードへとつながっていったのではないか。まずはわれわれが子どものこころを思いやることをせずして、子どもたちにそのようなこころが生まれるはずはないということである。

ではこのエピソードで示されている子どもたちの他者を思いやるこころと「理解すること」とはどのような関係にあるのであろうか。

情動的コミュニケーションと身体を通して理解すること

冒頭で「理解すること」の二重性について指摘した。理解するということはまさに関係そのもの、つまりはコミュニケーションの問題である。コミュニケーションの発達過程を考えるとすぐにわかるように、ことばや身振りを介したコミュニケーションが成立する以前から子どもと養育者間には情動的コミュニケーションが脈々と息づいている。身体、情動、気持ちを通した理解とでもいえる性質のものである。

この情動的コミュニケーション、つまりは原初の段階でのコミュニケーション世界にあっては、身体と身体、あるいは情動と情動が共振し、そこにある気持ちや考えが共有される関係が生起する。文字通り「共感」の原初のかたちといえるものである。「身体を通して理解する」とはこのような性質のものである。「知的に理解する」とは、「身体を通して理解」した体験を言語化すること、つまりは体験の認識の問題であるが、ここで重要なことは、身体を通した体験とその認識過程との間には大きな溝やずれが生まれやすいことである。自ら初めて身体を通して体験したことを、そのとき当事者本人のみでは正しく認識する手立てを持ちえない。必ずそれを共に体験してくれる他者がいて、その（文化的）意味を言語化してくれることが不可欠である。そこで初めて当事者本人も（ことばによって）認識することが可能になっていくはずである。そこでは養育者の映し返しが重要なのはいうまでもない。

発達過程を考えたとき、自明なことであるが、「理解すること」ができるようになるのは、「身体を通して理解すること」が先にあって、ついで「知的に理解すること」ができるようになるのであって、けっしてその逆ではありえない。

先に指摘したような具体的なエピソードは、子どもたちが母親への思いやるこころをことばでもって表現しているわけではないが、明らかにともに体験した母親は自分を思いやってくれる子どものこころを、確信をもって感じ取っているはずである。

先にこころの成り立ちを考える際に取り上げたが、このような他者を思いやるこころが子どもたちに生まれるためには、まずもってわれわれ養育者が子どもたちのこころの動きを感じ取り、その意味を映し返していくという養育的関与の積み重ねがぜひとも必要になる。そうであるとするならば、われわれは自閉症の子どもたちのこころの動きがどのようなものか、まずはそのことを素朴に感じ取ることが何より大切になるのではないか（小林・原田、二〇〇八）。

おわりに

常々自閉症の子どもを理解することは難しいといわれて久しい。本当にそうであるのか。これまで筆者はＭＩＵでの臨床を通して、親子の関係のありようをつぶさに観察していく中で痛感してきたことのひとつは、子どもたちは自らの存在すべてを用いて、自分の気持ちのありようを常に表に現していることである。

人間相互理解には、身体あるいは情動といったものが深く関わっている。二者間で一方の人の身体の動きや情動の響きは、他方のそれに共鳴していく。人間相互理解の原初的形態である。われわれの身体は元々そのような働きを備えている。このことは言語的体験とは異なり、意識化することが困難であるがゆえに言語化しにくい。それはことの性質上当然のことであるが、いまさら言語化するまでもなく、われわれにとってはもっとも実感としてとらえられる体験であったはずである。しかし、今やわれわれの身体は死に瀕し、身体を通したコミュニケーションは容易には成立しがたい状況にある（竹内、一九八三）。

本稿のテーマを「われわれは自閉症の子どもたちの心を理解しているか」としたのは、われわれが子どもたちに対して身体や情動を通したコミュニケーションによって理解することができているかという問題提起でもあった。われわれ自身が子どもの気持ちを感じ取ることなくして、子どものこころが育つはずもない。子どものこころは治療によって治すことができるようなものではなく、育てる側のわれわれが文字通り養育するという営みによってはじめて子どものこころは育つ。人間のこころは関係の中でしかはぐくまれていくことはないからである。

■文　献

Baron-Cohen, S., Leslie, A. M. & Frith, U. (1988). Does the autistic child have a "theory of mind"? Cognition, 21, 37-46.
小林隆児（二〇〇〇）『自閉症の関係障害臨床―母と子のあいだを治療する―』ミネルヴァ書房
小林隆児、原田理歩（二〇〇八）『自閉症とこころの臨床―行動の「障碍」から行動による「表現」へ―』岩崎学術出版社
竹内敏晴（一九八三）『子どものからだとことば』晶文社

第三章

発達障碍を「関係」からとらえる

関係性を通して進める発達障碍児の理解

ある幼児に見られた気になる行動から

ある保育園の園長から四歳の男児（E男）について相談を受けた。いつもどことなく落ち着かず、集団で活動しているときに、ひとり園庭に出て遊んだり、時折唐突に脈絡のないことを言ったり、衝動的に他児を叩いたりするということであった。

早速、MIUで診ることになった。

最初に挨拶を交わした後、筆者は母親とE男の様子について話し合っていた。担当のスタッフ（共同援助者）はE男と自由に遊ぼうと相手をしていたが、E男は二人の話が気になって仕方がないのか、遊びに気が乗らない様子である。母親が筆者との話に夢中になり、次第に真剣な雰囲気を帯び始めた時であった。とつぜんE男は話し合っている二人のところに近づいて、ソファの上に置かれていた母親の手提げ鞄の中から素早く鍵束を取り出した。二人の話は中断し、E男の方にみんなの注意が注がれたが、E男はわざとらしく鍵束を持ったまま、走り始めた。E男はことさら鍵束を振り回しては母親から注意してもらいたい様子であった。母親がダメでしょと禁止のことばを発して鍵束を取り上げると、それ以上には鍵束を取り返そうとはしなかった。しかし、しばらくして今度は鞄を取って走り出そうとした。……終わり頃になってふたたび筆者と母親が話し合っていると、今度はとつぜん母に向かって〈うんち！〉と言いながら部屋の外に出ようとした。それを聞いて母親は、〈本当にうんちしたいのね〉と疑いながら一緒にトイレに行ってみると、実際には排便したかったのではなかった。それがわかった母親は〈嘘だったのね！〉と叱るような口調で応答するのだった。

ここに示されたE男の行動は通常、前者が「挑発行動」、後者は「虚言」と言われているものである。問題行動としてよく取り上げられ、療育や保育の現場で対処に苦慮することの多いものである。E男にはこのような気になる行動が日常生活の中でも頻繁に出現していたのである。

発達歴からわかったこと

乳児期特に気になることはなかったが、一歳半頃、それまで発していたいくつかの単語を話さなくなった。数週間経つと再び発語を始めたが、ことばの遅れが次第に目立つようになった。そして、このころからひとり勝手に行動することが増え、落ち着きもなくなってきた。三歳時、某子どもセンターで発達の遅れと自閉的傾向を指摘されている。

生後八カ月時、E男は難病にかかり、治療のために一日のうち数時間安静を強いられるようになった。そのため、親がE男をきつく抱き続け、ときには物理的に身体を拘束せざるをえないこともあったという。過去にこのような特殊な事情があったことが母親の話から明らかになったが、母子間のアタッチメント形成においてきわめて重要な時期であったことを考えると、親子共々非常につらい年月であっただろうと想像されるのだった。しかし、教師で理知的な印象を与えた母親は当時のつらかった感情や悲しみを表に出すことはなく、淡々と語り続けていたことに、筆者はある種の戸惑いを感じていた。

母と子の遊びに見られたコミュニケーションの特徴

セッションの開始からしばらくして、母親と筆者の話が終わり、母親にE男と自由に遊んでもらうことにした。E男はままごとセットを手に取り、〈お買い物〉と言いながら立ち上がり、どこかに出かけたそうにしていた。母親もいろんな野菜や果物などを手当たり次第に手にとっては説明しながらE男に差し出すのだが、E男はそんな母親の誘いにはさほどうれしそうな反応を示さず、どこか他のことをしたそうな様子である。しかし、筆者にも何をしたいのか判然とつかめない。母親はさらに物を次々に取り出しては、〈○○は100円、これはいくら〉などとE男と一緒に買い物をしようと努めていた。そんな中でE男は時折、両足をつま先立てて、両手を羽ばたくように小刻みに動かすという奇妙な行動を起こしていた。

母親は子どもが何をしたそうにしているかに気を配るゆとりはなく、なんとか楽しませようと懸命になって遊びにつき合うのだが、楽しい雰囲気は生まれない。E男の常同行動は、自分の意が伝わらないための苛立たしさから来ているようにも見えるのであった。

SSPを通して見えてくるもの

ここに認められる母子関係の特徴をより明確にするためにSSPを実施した。そこで特に取り上げたいのは、母親との分離とその後の再会時の反応である。

（〇つき番号は図5、四五頁参照）

④母親とストレンジャーがE男とともに過ごした後に、母親がE男に向かって〈ちょっと出てくるね、すぐにもどってくるからね〉と言って部屋を出た。E男は少し戸惑った様子を垣間見せたが、〈うん〉と一応頷いて遊びを続ける。しかし、母親が部屋を出た途端に落ち着かなくなり、今やっていた遊びを放り出して歩き始め、そばに積んであったブロックの方に登ろうとする。しかし、ぎこちない歩みだったこともあって、躓いてしまい、膝小僧を強く打ちつけてしまった。ソフトブロックではあったが、明らかに痛そうであった。足を引きずりながら打ちつけた箇所を手で触っているが、まったく痛そうな声を出すこともなく、ストレンジャーに助けを求めることもない。その後も落ち着かず、何をしてもすぐに目移りして集中しない状態が続く。

⑤まもなく母親が入室。すぐに母親の姿を目にして、一瞬うれしそうな表情を見せるが、それもすぐに引いてしまい、それ以上母親に寄っていくこともなければ、母親をずっと注目することもない。代わって部屋を出ようとするストレンジャーの後ろ姿をずっと目で追いかけているのが印象的であった。

⑥三分後、母親が〈またちょっと出かけてくるね、すぐに戻るから待っててね〉と言いながら部屋を出て行く。E男は先ほどと同じように〈うん〉と頷くが、母親が部屋を出ていき、ひとりぼっちになった途端に、E男の様子は一

変し、非常に警戒的になり、じっと身を潜めるようにしながらあたりの様子をうかがっている。しばらくのあいだ、ほとんど身動きすることもなく、時折ビデオカメラの動く音に注意を向けているくらいで、遊びはまったく手に着かなくなった。

⑦三分後ストレンジャーが入室すると、それまでの全身に充ち満ちていた緊張感は多少薄らぎ、ままごとを再び始めるようになった。

⑧三分後、母親が再入室すると、ちらっと母親の方を見たが、先ほどと同じように、退室しようするストレンジャーの後ろ姿をじっと最後まで目で追っているのだった。

母親が退室する際に、母親が声を掛けると、E男は戸惑いの表情を見せながらも口では大丈夫だよというように頷いている。しかし、母親の不在にE男の気持ちは明らかに動揺を来たし、落ちつきなく動き回っている。痛い思いもしたであろうと思われるにもかかわらず、痛みを訴えたり、助けを求めたりすることもない。E男の心細さが伝わってくるが、そんなときにも自分から助けを求めようとしない。

関係欲求をめぐるアンビヴァレンス

筆者はSSPで認められたE男の心的状態を関係欲求をめぐるアンビヴァレンスとして概念化している。母親に相手をしてもらい、かまってもらいたいという欲求（関係欲求）があるにもかかわらず、いざ相手をされるとなぜか回避的な反応を起こしてしまい、両者の間で積極的な関わり合いが生まれず、その結果両者の関係は深まらず、そこに関係の悪循環が生じ、それがさらなる悪循環を生むことによって次々に複雑な問題が派生していくことになる。このようなアンビヴァレンスの強い状態にあると、E男には強いジレンマが生じてしまう。E男に認められた全身を固くして両手を広げて羽ばたくような常同行動は恐らくそのために生じた行動（動因的葛藤行動）であろう（一九頁図2を参照）。

関係の悪循環としての気になる行動

E男の「挑発行動」は、自分に皆の関心を引きつけようとする行動であることは容易に見て取れるが、ここで大切なことは、このような注意喚起行動をなぜ「挑発行動」という形でE男は表現しなければならなかったかということである。SSPで端的に認められたように、E男には母親にかまってもらいたいという欲求があるにもかかわらず、正面きって相対するような関係になると回避的な反応が誘発されてしまう。よって、「挑発行動」は、筆者との話に集中していた母親の関心を自分の方に引きつけるとともに、母親からは叱責を受けることによって、突き放されるという結果をもたらす。E男は突き放されることによって、ジレンマは増強し、さらに注意喚起行動が誘発されるという悪循環がそこに生まれることになる。アンビヴァレンスの強いE男にとってはこのような悪循環（図6）こそ現在の二者関係を維持する上でもっとも自然で抵抗のないものになっていると思われるのである。

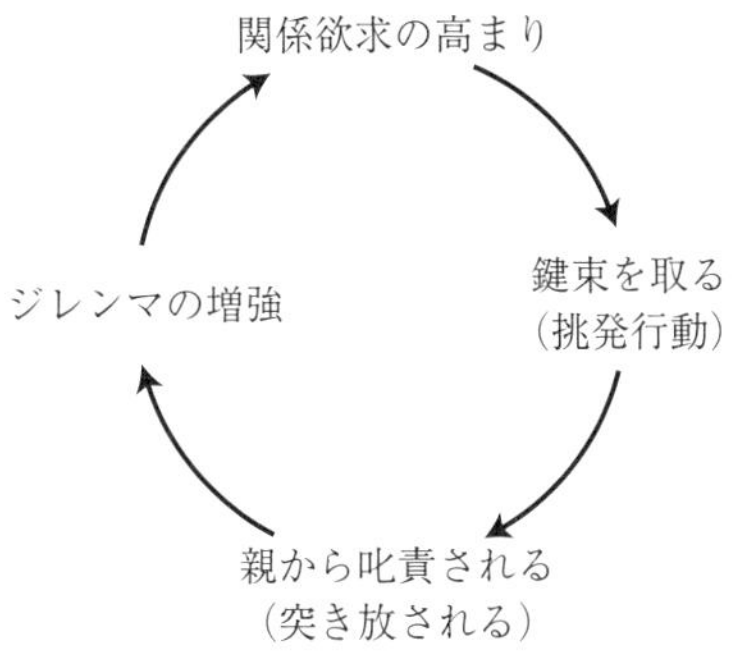

図６　挑発行動にみられる悪循環

「挑発行動」と同様に、E男の「虚言」も注意喚起行動である。この行動を母子間のコミュニケーション構造からとらえ直してみると、E男の〈うんち〉ということばの意図にはかまってほしいという気持ちが強いことは容易に見て取れよう。しかし、母親はE男のことばを字義的に受け止めて対応している。E男の〈うんち〉ということばの真の意味は，文脈を通してとらえれば注意喚起行動であることがわかってくるが、E男のことばの字義のみを取り上げてしまうことによってこのようなコミュニケーションのずれが母子間に生じてしまっている。このようなずれも両者間の悪循環をさらに強化する方向に作用しているのである。

具体的な援助の方向性について

事例にみられた両者の関係のねじれ（関係障碍）には、乳児期からのアタッチメント形成を困難にした母子の辛い体験が影を落としていることは疑う余地のないところである。しかし、そのことを直接セッションの中で取り上げていくことにはあくまで慎重でなくてはならない。まずは母親自身がセッションの中で子どもの気持ちの動きに気づくような契機が生まれてくることが先決である。母親自らが体感したことを通して、母子双方の心のありように目を向ける道が切り開かれていくことを目指すことが大切である。

おわりに

昨今、対人関係に問題をもつ発達障碍の事例は増加の一途を辿り、改めて対人関係の問題そのものに立ち戻ろうとする動きが生まれつつある。そのような動向の中で、発達障碍の療育方法のひとつとして、対人関係そのものの発達を促進しようとするプログラムまで開発されるようになってきた。しかし、われわれが「関係発達臨床」あるいは「関係発達支援」とことさら主張しているのは、対人関係の発達を促進しようとする目的からではないことは、改めて強調しておかなければならない（小林、二〇〇六）。われわれが発達理解や発達の支援になぜ「関係（性）」を取り上げなければならなかったかと言えば、本来人間は常に他者との関係の中で発達していくというある意味では至極当然の視点が、これまでの発達（障碍）理解にほとんど反映されてこなかったという素朴な疑問からであった。われわれ関わる者の存在を抜きに子どもを理解することはできないということである。

本稿で具体的な事例を取り上げながら、関係性を通した発達障碍児の理解の一端を論じてきたが、その中で一貫して大切だと思われるのは、子どもや養育者、さらにはわれわれ自身がそこで何を感じ取りながら行動しているか、当事者の主体のありように焦点を当てるということである。われわれの目指す関係発達臨床は、行動次元の客観的に観察された対人関係を対象化して支援するものではなく、他者との関わり合いの中で自ら体感したことを通した人間理解の試みであるということである。

■文　献

小林隆児（二〇〇六）ブックガイド　スティーブン、E、ガットステイン「ＲＤＩ『対人関係発達指導法』―対人関係のパズルを解く発達支援プログラム」そだちの科学、七号、一四一－一四二頁

今なぜ関係性を通した発達支援か

最近の体験から

筆者のもとに紹介されて受診した九歳（小学三年）の男児（F男）である。

小学一年のとき、集団場面でのぎこちない振る舞いと、時折衝動的に奇異な行動をとるということで学校から精神科で診てもらうように勧められ、あるクリニックを受診した。そこでアスペルガー症候群（AS）との診断を受け、両親は大きなショックを受けた。初めて聞く診断名を告げられたことだけでも不安は大きかったが、両親が医師にASとはどんな病気かと尋ねたところ、そこにある本を読んでくださいと言い放たれ、まともな説明も助言もしてもらえなかったことが、さらに両親の不安に追い打ちをかけたらしい。それからの数年間、学校でF男はASだという目で見られるようになり、両親はどうすればよいのか途方に暮れながら生活してきたという。

筆者はまずF男に会ったが、最初に顔を合わせたときの印象がとても強く目に焼き付いていた。過度に従順で礼儀正しく、ことばの一言一句に気を使いながらこちらの質問に答えている。誰と来たのかと尋ねると、「○○と来た」

と間髪入れずに応えたが、自分の言い方にすぐに気づいて、「〇〇と来ました」と言い直す。緊張がとても高いのだろう、ソファに座っているが、身体の動きもぎこちなく、終始表情も硬い。こちらに過度に気を使うためか、質問の意味を受け止めて考えてから語るというよりも、とにかく話さなければという、何かに追い立てられるような心理状態にあることが推測された。その後、両親との面接で、母親もF男と同様に、過剰適応と思えるほどにこちらの働きかけに同調して応じていた。いつも周囲に神経を使って疲れ果て、抑うつ状態にあることが明らかになった。

つぎは、ある保育園の園長から相談を受けた四歳男児（E男、七〇頁参照）である。

集団場面で落ち着きがなく、一人勝手に外で遊んだり、突然脈絡のないことを言ったり、他児を叩いたりするという。MIUでの観察からE男には関係欲求をめぐるアンビヴァレンスが強く、母親との関係も悪循環が進み、E男は頻繁に「挑発行動」を取っていた。園長の強い勧めに比べて、母親はあまり問題意識をもっていないようで、気になる子どもの行動特徴を淡々と筆者に話すのであった。親の立場というよりもまるで専門家的な立場からの説明であるような印象さえ抱かせるほどであった。

E男には両手の羽ばたき運動を繰り返すという気になる行動もあったが、数回セッションを重ねる中で、その羽ばたき運動がどのような文脈で出現するかを推測させる場面に遭遇した。

初回に比べると、E男は随分伸び伸びと動き回るようになっていた。中央に置かれたビニール製の消防自動車の形をした大きなボールテント（中にたくさんのビニールボールを入れている）に入って遊びたいのか、母親に何度も入るように誘い始めた。E男と一緒に入るのはちょっと手狭で、母親はしばし躊躇していた。それでもE男は執拗に要求するので、母親はためらいつつもしばらくして入っていった。E男は消防自動車を運転しながら遊園地に行こうとしていた。まもなく遊園地に着いたらしく、E男は母親に向かって「遊園地行こうよ！」と何度も声を張り上げていた。母親は「行こうね」と口では言うが、億劫なのか、なかなか車から出ようとはしなかった。するとE男は苛立ちを示すようにして、両手で羽ばたくような常同反復行動を見せ始めた。

E男の要求にはすぐに応じるのが億劫そうな母親であったが、まもなく母親の方から「お母さん、出てもいい？」とE男に尋ねたのである。するとE男は「うん」とすぐに返事をした。そうやってやっと母親はボールテントの中から出てきた。しかし、母親はE男の遊びに一緒に興じようとする様子もない。何回かE男は「行こうよ！」と弱々しい声で独り言のようにつぶやいていた。そのときであった。母親はE男に真顔で「今度、日曜日、お父さんと行こうね」と応えていたのである。

行動次元で子どもを見ること

これら二つの事例を並べて取り上げたのは、そこに昨今の発達障碍に対する理解における共通の問題があるのではないかと思われたからである。

前者の事例を取り上げたのは、診察した医師の対応がいかに冷たいかを非難したかったからではない。今日精神科医が発達障碍の診断をする際には、診断基準に則った行動特徴と子どもの行動をマッチングする作業をおこなっている。おそらくこの医師もそのような次元の診断をおこなったのであろう。しかし、単なるラベリングで終わり、子どものこころは見えていないのである。

後者の事例でもけっして冷静な母親の接し方のみを取り上げて問題視したかったのではない。E男が遊びの中でどのようなこころの世界を描き出そうとしているのか、彼のこころに寄り添うことが、このときの母親にはなぜか難しかったのである。それよりも筆者が気になったのは、自分の要求に母親が動いてくれない。しかし、その苛立たしさを直接口に出して表現することができず、羽ばたき運動を繰り返している。それにもかかわらず、子どもを自分のペースで動かそうとした母親の誘いには驚くほど従順に応じているのである。

さらに、E男の「いま、ここで」思い描く世界での遊びに対して、母親は共有することが困難であるだけではなく、E男の誘いのことばの字面に応じて「今度、日曜日、お父さんと行こうね」と応えている。両者の間に生まれた深刻なコミュニケーションのずれを見て取る必要がある。

このようなコミュニケーションのずれが生まれた遠因として、精神科医が発達障碍について家族に説明する際に、行動特徴をいろいろと取り上げ、それが発達障碍のどのタイプに該当するか、といった次元で説明しがちであることも関係しているのではないか。そのことが今や親たちの子どもに対する見方にも強く反映しているのではないかということが危惧されたのである。

客観的な診断基準が現場にもたらしたもの

今日の精神医学の領域では、多様な精神の障碍、あるいは精神発達の障碍をとらえる際に、国際的に共通の物差しが必要であることから、国際的診断基準が導入され、わが国の現場にも幅広く行きわたっている。精神障碍の大半は原因不明であることから、仮説的な原因に基づく診断名は極力排除し、国際的な共通の物差しとしての客観性を重視するために、その指標として行動特徴が列挙されている。このこと自体は妥協の産物として致し方のないことかもしれないが、問題となるのは、このような国際診断基準が広まることにより、発達障碍とされる子どもたち（人たち）をわれわれがとらえる際に、この診断基準に則った考え方に強く縛られ、客観的な行動特徴を通して理解することが重要であるとする流れが強まってしまっていることである。このような傾向は、医療現場のみならず、保育、教育、福祉のあらゆる分野にまで及んでいるのが実情である。

ここで立ち止まって考えてみたいのは、彼らを行動次元でとらえるという視点が、彼らとわれわれとの関係の質に及ぼす影響である。

行動の背後にある気持ち（こころ）の動き

ある人がうろうろと動き回っているのを見かけたとしよう。そんな姿を見ると、われわれは何か落ち着かないことでもあったのかな、心配なことでもあったのかな、不安そうだな、などとその人の気持ちをそれとなく感じ取る。このように、われわれはある人の行動を目にした際に、単に客観的な立場から「あの人が動き回っている」とだけとらえているわけではない。動きを観察していると同時に、その人のどこかいらいらして落ち着かない心の動き（力動感）をも感じ取っている。このようにわれわれは、そのとき、実際にはその人と同じように動き回っていなくても、他者の動き回っているときの身体の動きを自らの身体を通して感じ取っている。そして、そのような身体の動きを通して、同時に他者のそのような動きの背後に働いている気持ちの動き（情動）をも感じ取ることができるのである。というよりも、その人の気持ちの動きがうろうろと動き回るという行動として表に現れているというように考えている。

われわれ人間には本来的に（本能的に）、互いの身体と身体が共振すると同時に、そのときの気持ちも同時に共鳴するような能力が備わっている。このことは間身体性、間情動性、間主観性などと称されている問題として、最近ではよく知られるようになっている。よって、われわれは他者のなんらかの行動を目の当たりにした際に、単に客観的に冷めた目で行動のみを観察しているのではなく、同時に、暗黙のうちに、身体を通して他者の行動とともに醸し出している力動感が自らの身体に通底してくるものである。このことは、話しことばを理解する場合を考えたら、より一層わかりやすい。他者の話を聞く際に、われわれはけっしてその人の話の内容を、ことばの字面の意味だけで理解しているわけではない。話し手の気持ちの動きが、声の調子などに反映され、それが話しことばとともにわれわれの身体（情動）に共鳴する。それをわれわれは暗黙のうちに感じ取りながら、他者の話しことばを理解しているというのが実態であろう。ある人の話を聞いていて「あの人の話し方はどこかとげとげしい」などと感じたりするのはその好例である。実際のコミュニケーション体験を考えてみると、行動のみの観察的立場がいかに実態そのものから大きくかけ離れたものであるかがわかる。

しかし、これまでの学問の世界ではなぜか本来感じ取ることができるはずの身体の動きと気持ち（情動）の動きには極力触れることなく、客観的で行動観察的な立場から、行動のみを記述する立場に徹してきた。たしかに、「健常な人」や「定型発達の子ども」と比較して、一般的には理解困難な行動を示すことの多い発達障碍の人々では、行動の背後に動いている気持ちを感じ取ることが容易ではないことはわからないでもない。しかし、理解は容易ではないとはいえ、やはり発達障碍の人々においても、彼らのなんらかの気持ちの動きが行動となって表に現れていると考えるのが理にかなっている。

学問の世界に身を置く者たちがなぜ行動観察的態度に徹し、その行動の背後に動いている気持ちにまで踏み込まないかといえば、近代科学の三つの柱とされる「客観主義」「普遍主義」「論理主義」に忠実であろうとするからである。

しかし、現場で実際に発達障碍の人々に対して対人援助の実践を行っている人々にとって、彼らを理解し援助を実践しようとする上で、このような客観的立場からの接近のみで果たして彼らへの望ましい援助が可能なのであろうか。

かかわることによって見えてくる行動の意味

ＭＩＵの臨床を実践していると、たとえば、それまで単に「こだわり行動」という負の（病理的）行動にしか見えなかったものが、次第に彼らのある心の動きを示す行動であることが分かってくることは少なくない。

ＭＩＵに導入した初期の段階では、母子もわれわれも互いにぎこちない動きが目立ち、どことなく緊張した雰囲気を感じさせる。どのように関わったらよいか困惑している親たちは、懸命になってなんとか子どもに働きかけようとする。そのような初期の段階では、きまって子どもたちはＭＩＵの室内にあった玩具をどれか手にとり、ずっと大切そうに持ちながら動き回ったり、そうかと思うと一つの遊びにひとり没頭していたりすることが多い。そのような子どもたちにつき合っているわれわれも母親と同じようにどのように関わったらよいか、戸惑いながらぎこちなくその場にたたずんでいる。そのようなときには親もわれわれも余裕がないため、子どもの気持ちにまで思いは至らず、ただ戸惑い、子どもに対してなんとかしなければという焦燥感に圧倒されていることも少なくない。

しかし、援助が功を奏して親もわれわれも動きにぎこちなさが薄らいでくると、子どもたちものびのびと動き回るようになる。そうなると、当初の「こだわり行動」はいつの間にか消えてしまっているものである。このような経過を通して、初めて気づくことも少なくないが、初期の子どもたちに見られた「こだわり行動」が実は彼らなりになんとか今の自分の気持ちを落ち着かせようとするもがきの行動であることがわかる。このように「行動」のもつ意味はすべて直接関わるわれわれとの間に浮かび上がってくる。両者の関係が熟していくにつれてその意味はより鮮明になってくるのである。

行動観察か、気持ちを感じ取るか

対人援助の仕事に身を置いているわれわれが、発達障碍の人々の不可解な行動を目の当たりにしたとき、どのように関わっていくかといえば、それには大きく分けてふたつのあり方がある。一つは、われわれからみて好ましくない（負の、病理的）行動がなんとか好ましい（正の、通常の）行動に変わるように援助の方策を考えようとする立場である。もう一つは、なぜそのような行動を取ったのか、彼らの気持ちを理解することによって、援助の方策を考えようとする立場である。

行動の背後に動いている気持ちの動きを取り上げることは主観の世界のことだから科学的ではないとして、禁欲的にその世界には触れることなく、行動に主眼を置いて関わろうとする立場の人々は、必然的に前者の立場からの援助のあり方を模索することになる。このような援助であれば、どうしても彼らの行動を変えていこうとする働きかけになってしまう。本来、人間はある気持ちが動いて、その結果なんらかの行動（話しことば、身振りなど）を起こしているのであるから、気持ちが先であって、けっして行動そのものが先にあるわけではない。

このことは発達障碍とされる人々の場合でも当然同じである。そうであるにもかかわらず，われわれは彼らの気持ちを感じ取るように努めることなく，行動観察的立場に徹し，行動変容を目指すとなると，そこにはどのような関係が生まれることになるのか。自分の気持ちがわかってもらえないための葛藤が高じるとともに，自分が他者によって動かされる，ときには自分が何かの力によって操られるという感覚さえ生まれてくるのではないかと懸念されるのである。

おわりに

以上述べてきたような根拠に基づき，われわれは常に子どもたちの気持ち（情動）の動きに焦点を当てた支援を志向している。その際，彼らの気持ちの動きを感じ取るのはわれわれ自身そのものである。われわれがこうした実践を「関係発達支援」と称しているのは，まさにそのためである。

発達障碍のみならず子どもに対する発達支援は，そのような地道な作業の積み重ねの中から次第に明らかになってくるのではないかと思う。

自閉症のこころの問題にせまる

最近印象に残った体験から

ある事例検討会に出席して

ある大学の事例検討会でコメンテーターを依頼されたので出席したときのことである。心理相談員が母親面接を、若手のセラピストが子ども（G男、五歳）を担当していた。報告は子どもとセラピストとの遊びの内容を中心に行われた。

初回面接で明らかになった事例の概要は以下のようなものであった。

未熟児で出生。乳児期、よく泣き、なかなか寝ない、いつもぴりぴりして寝てもすぐに目を覚ます、そんな敏感な子だった。そのため母親はこの子を育てるのに大変苦労していた。親子関係も最初からずっとしっくりこないままで、そんな状態が今日まで続いていた。数年後に転居したときもこの子はかなり不安な反応を示していた。排泄の自立は早かったが，まもなくおしっこをもらすようになった。さまざまな相談機関をわたり歩き，可能な限りの指導や訓練を受けてきた。ある医療機関では「治らない」とまで言われたこともあったらしい。

これまでの経過から母親はこの子の問題として，視線回避傾向，コミュニケーションの苦手さ，手先の不器用さ，集中力の困難，興味の幅が狭いことなどを取り上げていた。


相談員は母親の悩みを聞いて，次のような方針を立てていた。子どもの苦手なところをはっきりさせながら，地道に取り組んでいきましょう，と。どう診断するかは棚上げにしたまま，子どもの苦手なところに着目しているところから，相談員はこの子になんらかの発達障碍を疑っていたのであろう。（おそらく通常，ＨＦＰＤＤと診断される事例であろうが。）

気になった母親のせりふ

初回面接の内容を聞いて，筆者が気になったのは，母親の次のようなせりふだった。「これまでこの子に対してなんとなくしっくりこない違和感のようなものを抱き続けていた」こと，「これまでいろいろな治療や訓練を受けてきたが，どれもこの子のある一面しかとらえてもらえず，この子全体を見てくれなかった」ことが不満で不安でもあったというのである。この母親の語った内容は，非常に深くて重い意味を持っていると感じられたのだが，相談員はその点についてまったく触れていなかった。

相談員が子どもを診る際に何に着目したか，そのことに筆者は昨今の発達障碍臨床の現状の一端を垣間見る思いだった。

個体能力障碍としての発達障碍

今日発達障碍は、子ども個人の内部にある中枢神経系の成熟過程の遅れや障碍（基礎障碍）を想定し、その基礎障碍が個人の能力面に現れたものとされ、その表に現れた障碍の特性によって多様な発達障碍に分類されている。このように発達障碍を概念規定していけば、ある子どもを目の前にしたとき、どのような障碍（発達の遅れや歪み）があるかを診ていこうとするのはある意味では至極当然の姿勢であるかもしれない。今や発達障碍は個人に閉ざされた「個体能力の障碍」であるとの共通理解が浸透している。よって冒頭で紹介した相談員の姿勢は今日の一般的な傾向を示したものだと受け止めてよいだろう。

先に述べた相談員の見立てに基づき、子どもを担当したセラピストは、この子といかにして楽しく遊べるようにするかにこころを砕き、遊びの流れがわからないときにはわかりやすく子どもに提示しながら、遊びが円滑に進むように努力していることが経過報告の中でよく伝わってくる内容であった。どんな遊びが子どもとのあいだで展開したか、微に入り細にわたってその内容が報告され、子どもとのことばを介したコミュニケーションの様子もわかった。

母親が子どもに対して抱き続けた違和感

しかし、筆者がこの事例（母子関係）で着目したのは、先に述べた母親の訴えである「この子に対してなんとなくしっくりこない違和感」が母子関係のどのような内実を示しているかということであった。その手がかりとなる情報は初診時の面接内容に散りばめられていた。繰り返すまでもなく、生育歴の内容そのものである。その底辺に流れているもののひとつは、母子間になんともいえない緊張が今日までずっと続いてきたのではないかということである。このことを考慮することなく，G男の生育歴を読み解くことは困難ではないのか。このようなことを考えながら以後数回の面接内容を聞くと，予想した通りG男と母親とのコミュニケーションの様相が生々しく浮かび上がってきた。

ある印象的なエピソード

その中でも印象的であったのは次のようなエピソードである。

G男は玩具の車を走らせながらセラピストと表向きには楽しそうに遊んでいた。そんな中で，G男の手に血がついていることにセラピストは気付いて，思わず「どうしたの？」と尋ねた。G男は指摘された血を見てもまったく驚きもしないし，平然としていたが，そばで相談員と面接していた母親がそれを聞くと，すぐにG男のそばに近づき，G男の手を見るなり，「どうしたの?!」と驚くほど大きな声でまるで責める様な口調で子どもに尋ねた。G男はそんな母親の反応に対してその場で突然固まってしまい，そばの椅子の上にすとんと座り込んでしまったという。G男はセラピストの指摘で自分の血を見ただけではまったく驚きもしなかったにもかかわらず，自分の手に付いていた血を見た母親の反応に圧倒されて，固まってしまっているのだ。

関係欲求をめぐるアンビヴァレンス

経過報告全体を聞く中で確かなものとなっていったのは，G男が母親に非常に頼っていること，しかし，母親（のみならず周囲の人たち）に対して強い緊張を抱き，容易には気持ちを外に押し出せないことであった。ここに関係欲求をめぐるアンビヴァレンスを読み取ることはさほど無理なことではないだろう。このことが先のエピソードに端的に示されていると思われるのである。

自分の周りで何が起こっているのか、状況を判断する能力はいまだ育っていないかもしれないが、常に不安な気持ちに圧倒されながら過ごしているG男にとってみれば、頼りにしている母親の予想もつかないような驚きと不安な反応に、G男の気持ちは文字通り伝染するように反応してしまっている。誰にも頼れず、かといって逃げることもできない、そんな心的状態がG男の「固まる」反応にうかがわれるのである。

子どもは全存在を通して自分の気持ちを表に現している

このように子どもたちは自分の気持ちのありようを、全存在を通してわれわれに示している。このようなエピソードにこそ、母子の日頃の関係のありようが端的に示されているのであって、この子のこころの動きを理解する上できわめて重要なものであるはずだが、残念ながらそのことに相談員もセラピストもほとんど着目していない。その理由の一端は相談員自身の臨床能力の問題というよりも、先に指摘したような今日の発達障碍理解にあるといえるのではないかと思われるのである。それは何かといえば、能力障碍の一面にのみ着目し、彼らの気持ち（こころ）の動きにほとんど重きを置いていないところである。彼らはことばが理解できないから、状況把握ができないから、不器用だからなどといった理由で、われわれと関わり合うことが困難だと本当に言えるのであろうか。

母子コミュニケーションの問題

確かに先の事例で母親が直接訴えていたのは、ことばでのやりとりがうまくいかないといった話しことばの次元でのコミュニケーションの問題ではあった。

しかし、ここに認められた母子コミュニケーションの問題は、子どもの言語発達能力の問題だと矮小化してとらえることはできない。当の母親もその点についてなんとなくは感じ取っているのであろう。だから「しっくりこない違和感」を訴え、そのことに対してこれまでどこでも取り上げてもらえなかったことから、「この子のある一面しかとらえてもらえず、この子全体を見てくれなかった」との感想を持っているのではないか。

コミュニケーションに生まれやすいずれ

原初段階でのコミュニケーション

コミュニケーションの問題を発達的観点からとらえなおしたとき、話しことばや身振りなどを介したコミュニケーションが可能になる以前に、すでに子どもと養育者の間には深いところで繋がり合い、かつ互いに影響し合っている、そのような性質のコミュニケーション世界が脈々と息づいている。筆者がこれまで情動的コミュニケーション、あるいは原初的コミュニケーションと称してきた世界である（小林、二〇〇八）。コミュニケーションの原初段階での形態である。この本能的ともいってよい情動水準のつながりは、当事者自身もその実体を通常は意識化することはできない。人と人の関係は、こうした意識の介在しないところで影響を及ぼし合いながら展開しているものであって、けっして話しことばなどの意識的な行動のみで動いているわけではない。先の母子の印象的なエピソードに示された母子相互の反応は、まさしくこの水準の反応を示している。

原初的知覚の特徴

原初段階でのコミュニケーションの特徴は、その知覚様態に端的に示されている。これまで筆者が指摘してきた原初的知覚である。具体的には相貌的知覚や力動感といわれてきたものである。この原初的知覚は、われわれが通常五感と称している知覚特性とはまったく性質を異にするものであることは改めて強調しておく必要がある。なぜかといえばこれまで常套句のように指摘されてきた自閉症の障碍特性との違いを明確にしたいがためである。

自閉症の障碍特性とされてきたもの

従来、自閉症の障碍特性としてよく指摘されてきたのは、聴覚認知は劣るが、視覚認知は優れているということである。この知見は客観的評価法によって幾度となく確認されてきたため、説得力をもって多くの者に支持され、このような障碍特性を活用した療育指導を目にすることも少なくない。

知覚機能の分化と未分化

しかし、筆者がここで問題としたいのは、発達的観点に立ったとき、知覚の問題をどう考えればよいかということである。われわれ人間の知覚機能としてよく知られている特性は、視聴覚機能の遠位覚のみが高度に分化し、その反面、嗅覚、触覚、味覚などの近位覚の諸機能は著しく退化していることである。このような機能分化の特性は人間が社会で生活していくために不可欠なものである。われわれのコミュニケーション世界ではシンボル機能を有することばをはじめとしたさまざまな媒体を通して、見たり聞いたり読んだりすることでコミュニケーションが成り立ち、その世界（これを筆者はこれまで象徴的コミュニケーションと称してきた）にわれわれは大きく依存している。したがって、このような知覚機能の分化が生じているのは必然的なことである。

しかし、このような機能分化が生誕後すぐに起こっているわけではない。乳幼児期早期の知覚様態として活発に働いているのがいまだこのように分化されていない知覚様態、すなわち原初段階の未分化な知覚である。このような知覚が優勢なコミュニケーション世界がどのような性質をもつのか、そのことを理解することはコミュニケーションのずれがなぜ起こりやすいかを考えていく上で、きわめて重要な意味をもつ。では原初的コミュニケーション世界とそこで重要な役割を担っている知覚と情動はどのような特徴をもつのであろうか。

原初的コミュニケーションとはどのような世界か

音叉のごとく共振する

情動の働きとして重要なことは、第一に、他者のそれと共振するという性質を有することである。それはちょうど並べ立てた二つの同じ振動数の音叉の片方を振動させると、他方の音叉も自然に共振するという性質と似通ったものといわれている（廣松・増山、一九八六）。乳幼児期の〈子ども－養育者〉関係において情動調律（affect attunement　互いの情動が良好に響き合っていること）とか情緒応答性（emotional availability　子どもの気持ちの動きに適切に呼応していること）が強調されるのはそのためである。子どもと養育者の気持ちが通じ合う関係の成立は、このように情動が共振するという性質をもつがゆえに可能になる。もしこの情動が親子の間で容易に共振しない状態にあれば、両者間での気持ちが通い合う関係は成立しがたい。

共振を困難にする要因

ではどのような状態にあると、共振が困難となるのか。一方の音叉を振動させても、他方の音叉に手を触れていれば、その音叉は振動しない。音叉が何にも触れることなく解放された状態にあってこそ本来の振動が可能になる。それと同じように、われわれがなんらかの観念に囚われていたならば、情動も心地よく響かなくなる。何か気になったり、周囲の目をひどく気にしたり、不安が強くなれば、情動は子どものそれと気持ちよく共鳴しない。子どもと関わり合う際に、われわれの気持ちも解放されていることが何より大切になる。ウィニコット（Winnicott, 1977）が指摘した「育児への没頭」と合い通じる心的状態である。

〈知覚－運動－情動〉過程

第二に、情動の働きは単独で機能しているのではないということである。身体を動かす運動機能、なにかを感じ取る知覚機能など、人間の諸機能と不可分に繋がり合って働いている。身体を動かせば、自ずから情動も揺さぶられるし、同時に知覚のありようも変容する。

たとえば、身体が心地よく揺さぶられれば、情動は快の興奮状態を呈し、そのときの外界知覚は好奇心が掻き立てられるほどに快の様相を示す。しかし、不安（な情動状態）で孤立した状況に置かれたならば、身体は凍りついて固まり、外界からの刺激も恐ろしい形相で迫ってくる。このように、原初段階では、知覚、運動、情動などの諸機能は不可分に未分節な形で、共時的に働いている。〈知覚－運動－情動〉過程と称してきたのはそのためであって（小林、二〇〇八）、けっして知覚機能のみ抽出すれば済むというものではない。

情動の変化を鋭くとらえる原初的知覚

ついで重要なことは、情動の変化が鋭く知覚されていることである。このような知覚を可能にしているのが原初的知覚である。その代表的なものが力動感ともいわれてきたものである。この原初的知覚の特徴は、聴覚刺激、視覚刺激、触覚刺激、味覚刺激、嗅覚刺激など、われわれには一見すると五感に分化した知覚刺激であるように思われても、各々の刺激のもつリズム、強弱、大小といった動きの変化を敏感に感じ取っているということである。あらゆる刺激の底に流れている共通した特徴をとらえているところにこの原初的知覚の最大の特徴がある。このことによって、ややもすると分化してそこに共通性がないかのように見える種々の知覚刺激を統合することが可能になっていく。「黄色い声」「甘い香り」「とげとげしい言い方」などの表現に端的に示されているように、一見すると異なる知覚刺激であるようにみえても、そこに共通の動き（力動感）を知覚できるがゆえの体験様式である。

〈自－他〉融合的世界

原初的コミュニケーションの世界は、このように情動が共振する世界であるため、そこでの体験は〈主体〉と〈客体〉、〈自己〉と〈他者〉というように分節化されることなく、一体となって同時的に生起するという特徴をもつ。そのため、われわれから見ると、他人である誰かがそばで不穏な状態になると、その不穏な情動は容易に共振してしまい、不穏な状態が〈他者〉のみの体験ではなくなり、〈自己〉の体験であるかのように共振れしてしまう。このような〈自－他〉融合的世界にあるため、自閉症の人々では〈他者〉の不安が容易に取り込まれてしまい、自らも混乱状態に陥りやすいのである。

これまでこの原初的知覚の特性はほとんど取り上げられることもなく、理解もされてこなかったように思う。それはなぜかといえば、その最大の弊害となってきたのが、久しく言われ続けてきた自閉症の障碍特性とされてきたものである。発達的観点の重要性を強調するゆえんである。

コミュニケーションのずれはなぜ生まれるか

知覚機能とコミュニケーションのずれ

このような定型発達の乳幼児期早期の子どもたちと同じように、筆者は自閉症の人々では原初的コミュニケーション世界、すなわち原初的知覚様態がいつまでも非常に優位に働いている世界に生きているように考えている。しかし、先に述べたようにわれわれは視聴覚優位なコミュニケーション世界に強く依存しながら日々の生活を営んでいる。ここにこそ自閉症の人々とわれわれとの間にコミュニケーションのずれやゆがみが生じやすい危険性を見て取ることが必要だと思われるのである。

ことばのもつ字義と力動感

わかりやすい例をひとつ取り上げてみよう。われわれはことばで語りかけて自閉症の子どもたちに何かを指示しようとする。そのとき、われわれは伝えたいことをことばで表現しているつもりである。しかし、ことばでいくら語りかけても通じないことは少なくない。すると、われわれは彼らがことばを理解できないからだと即断してしまいがちである。しかし、筆者からみると、語りかけることばの語調があまりにも強く侵入的なために、それに反応して回避的態度を示しているのではないかと思われる場合が少なくない。ここではわれわれは話しことばが理解できない、通じないととらえているが、子どもの視点に立てば、ことばの語調、つまりはことば（のみならず対人的構えそのものも）の持つ力動感があまりに侵入的であるがために、その不快な刺激に反応していると考えられる。ここではわれわれは象徴的コミュニケーションの世界で彼らとの関係をとらえているが、子どもの視点に立てば、情動的コミュニケーション世界での反応としてとらえることができるのである。

コミュニケーションの土台づくり

土台が育ってその上に上部が組み立てられていくという本来の発達の動きが何らかの理由によって阻害されたものが発達障碍であるとするならば、当然、その土台づくりに立ち返って育てなおすというのが本来の発達支援のあり方である。

そのことをふまえるならば、コミュニケーションの問題も発達的観点から情動的コミュニケーションの水準に立ち返ることがなにより大切なことになる。

したがって、われわれも情動的コミュニケーションの世界で子どもたちがどのようなこころの動きを示しているのか、感じ取っていく努力を惜しんではならないはずである。

他者のこころの動きを感じ取ること

ここでわれわれが「感じ取る」ことを可能にしてくれているのが原初的知覚そのものである。他者のこころ（気持ち、情動）の動きは、自らの存在を通してしかとらえることができないということである。これまでわれわれが「関係発達臨床」とことさら「関係」を強調してきたのは、そのような理由によるのであって、けっして客観的に対人関係の特徴をとらえることの重要性を主張しているのではない。そもそも人間は本来このように深いところで繋がりあっている存在であるからである。

では彼らのこころの動きを感じ取るためには、具体的にどのような現象に着目したらよいのであろうか。

自閉症の子どもたちのこころの動きをつかむ

MIUの事例から

ひとつわかりやすい事例を取り上げてみよう。これは小書（小林、二〇〇八）で自閉症と誤診された虐待事例として取り上げたことがある。あるセッションで子どもの相手をしていた学生が次のような報告をした。

H男　三歳〇カ月

第四回のエピソード

セラピスト（学生）がH男の身体に触れようとすると、急に興奮状態になる。そしてH男は口先ではセラピストに対して〈イヤ、イヤ〉と言いながらも、H男の握っていた手をセラピストが離そうとすると、自分から握り返してくるなど、身体はセラピストと接触することを好み、自分からは離れようとはしない。……そのためセラピストはH男の気持ちが図りかねてどのように相手をしてよいか困惑してしまった。

それに比べて、母親はH男とは正反対で、口では相手に対して気遣い、好意的な態度を取っているが、身体の構えはH男に対して拒否的な反応をとっていることがうかがわれる。H男も母に対して、顔ではにこにこしているが、身体は拒否しているのである。

母子ともに認められる強いアンビヴァレンス

H男とセラピストとの関わり合いの中で、H男自身に関係欲求をめぐるアンビヴァレンスが端的に認められているが、それと同時に母親にもH男に対して強いアンビヴァレンスを認めることができよう。

さらに重要なことは、H男がセラピストに対して身体では積極的な関係を求めていることが示されているのとは対照的に、母親はH男に対してことばの上では関わらねばと述べているにもかかわらず、身体はH男の接近を拒否していることである。H男と母親ではアンビヴァレンスの構造が異なっていることがわかる。すなわち、意識水準ではH男は相手（セラピスト）に対して拒否的な態度を取っているが、情動水準では肯定的な態度を取っているのに比して、母親の場合はその逆の構造をとっているということである。しかし、結果的には、このようなアンビヴァレンスの強い両者の関わり合いが負の循環をもたらし、関係障碍は増幅の一途を辿っていくことになる。

身体と身体を通して感じるこころの動き

情動的コミュニケーションの世界は、単に情動と情動が響き合うのみならず、同時に身体と身体も響き合う関係にある。その意味で、先の報告で学生が自らの身体で感じ取った子どもの身体の動きは、子どものこころの動きを如実に反映していることが実感としてよくわかる内容である。まさに〈知覚－運動－情動〉過程の特徴そのものがよく示されている好例である。このような子どものこころの動きを糸口に、支援の手だてを考えていくことが非常に重要だと思われるのである。関係発達支援と称するゆえんでもある。

コミュニケーションのずれはどのように発展するか

このように母子ともにアンビヴァレンスの強い状態にあれば、両者のコミュニケーションの場では、深刻なずれが起こる。その具体的な例を示す典型的なエピソードを先と同じ学生の報告から取り上げてみよう。

第五回のエピソード

ブロックの山の上に登って、一つひとつのブロックを手にとっては移動して積み上げる。そのとき、ブロックをいろいろなお友達に見立てて遊んでいる様子がうかがわれる。セラピストも一緒に入って遊ぼうとするが、H男はセラピストに呼応するようなことはほとんどなく、自分の世界を思い描きながらひとりでどんどん話し続けている。そんなH男を少し離れた所から見ている母親は、時折H男に年齢や名前を尋ねて、セラピストの前で答えさせようとする。それが遊びの流れとはまったく関係なく、唐突な声掛けであるので、H男は母の問いかけにはまったくといっていいほど無視するようにして、ひとりで遊びを続けている。そんな中で次のような場面があった。

H男がブロックを使って空想上のお友達とままごと遊びをしている。それに熱中して一人で誰かに盛んに語りかけているふうである。そこにお友達の名前が盛んに登場してくる。そんな中で母は唐突にH男に向かって「先生（セラピスト）にお名前教えて下さい、って言ってごらん」とH男に要求するのだ。最初、H男はまったく無視して遊び続けていた。すると母親はむきになってさらに強い調子で「先生のお名前、聞くのよ」「先生のお名前なあに、って聞くのよ」などと重ねて要求する。すると、H男は〈先生、学校、一、二、十〉と一見意味不明なことばを発する。それを聞いた母親は、「自分の名前を聞かれると、数字を言うんです」と説明している。たしかにH男は母親の要求には直接応えていない。母親のH男への要求に対して、唐突な要求であったことも手伝って、初めのうちはセラピストも黙って応じないでいたが、あまりにも母親のH男への要求が執拗なので、ついにセラピストの方からH男に代わって「〇〇××です（自分の名前）」と答えたのである。

このエピソードにみられる母親のH男に対するその場に不釣り合いで唐突な行動を誘発している大きな動因となっているのは、H男のこころの動きというよりも、ひとつには、母親自身のこころを強く支配している世間体、すなわち自分が他者にどのようにみられているか、といった他者の目である。そして、自分が子どもから無視されることに対する強い（見捨てられ）不安である。

このような母親からの唐突な働きかけがH男にとって耐えがたいほど侵入的なものになっていることは容易に想像できる。そのため、H男はなんとか無視したり回避したりして自分を守ろうとしているが、母親の働きかけによる影響から逃避することは容易なことではない。ときには自分の意識状態が変容すること（解離反応）もあるが、多くの場合、母親のことばがH男のこころに強く入り込み、結果としてそれを取り込まざるをえなくなる。独語、空笑、解離、作為体験など後々に深刻な精神病理現象が生まれていく素地がこんなところにうかがわれるのである。このように、母子の関わり合いの中で、最初のボタンの掛け違いは次々に関係の難しさをもたらし、雪だるま式に関係障碍は肥大化していくことになるのである。

おわりに

こころとはどのようにして育まれていくものなのか。乳児を目の前にして養育者は乳児をこころある存在として接し、そのこころに語りかけている。そこで繰り広げられる養育者による成り込みと映し返しが、乳児にとって自らの姿を映し出す鏡となっていく。このようにこころは「関係」を通して初めて育まれていくものである。

そこで子どもと養育者を繋いでいるのが原初的コミュニケーションの世界である。このことはたとえ自閉症と呼ばれている子どもたちであっても同様である。そこでわれわれは原初的コミュニケーション世界で彼らのこころと響き合う関わりをどのようにして作っていくか、このことがまずは求められる。良好な情動調律を基盤にもちながら、子どもの体験世界を養育者は文化的に意味づけていく役割を担っている。この課題はけっして容易な作業ではないが、地道な働きかけによってそれに向かう道を切り拓くことは可能ではないか。多少なりとも筆者らはその手ごたえを感じ取っている（小林、二〇一〇。小林・原田、二〇〇八）。

■文　献

廣松渉、増山眞緒子（一九八六）『共同主観の現象学』世界書院
小林隆児（二〇〇八）『よくわかる自閉症―「関係発達」からのアプローチ―』法研
小林隆児（二〇一〇）『自閉症のこころをみつめる―関係発達臨床からみた親子のそだち―』岩崎学術出版社
小林隆児、原田理歩（二〇〇八）『自閉症とこころの臨床―行動の「障碍」から行動による「表現」へ―』岩崎学術出版社
Winnicott, D. W. (1966). The maturational processes and the facilitating environment. New York, Internatinal Universities Press.（牛島定信訳（一九七七）『情緒発達の精神分析理論』岩崎学術出版社）

児童精神科医と子育て論

はじめに

これまで主に発達障碍臨床に従事してきた一臨床医の立場から、発達障碍の子どもたちのこころの発達を側面から支援してきた経験をふまえて、育児について私見を述べてみようと思う。

本論に入る前にぜひとも取り上げたいのは、昨今の発達障碍理解についてである。まずもって発達障碍とは何か、を考えることが今日的な育児論と深くつながっていると思うからである。

昨今の発達障碍ブームと新たな健診システムの試み

発達障碍ブームの嵐はおさまるどころか、ますますその勢いは増すばかりのようである。ある地方の医師の言葉によれば、小児科医が中心になって、早期発見、早期療育の流れがますます促進されているというのである。

そこには、少しでも早く発達障碍を発見し、療育のレールに乗せることが自分たちの役割であるとの強い思いさえ感じさせる。

そのひとつの具体的な動きとして、昨今の軽度発達障碍の流行が、全国で四歳半ないし五歳時の健診システムを生み始めている。

筆者も都内のある区で最近開始された四歳半健診（四歳六カ月児発達発育相談と称されている）に相談医として協力を請われ、短期間だけ首を突っ込んだ経験がある。

そこで痛感したのは、従来の発達障碍理解が臨床心理士、保健師、看護師、保育士など、発達障碍関連職種の人々にも深く浸透しているという実態であった。それは何かといえば、発達障碍、すなわち脳機能障碍を基盤にもつ障碍である、よって療育のレールに少しでも早く乗せて、その年齢に相応しい能力が身につくように援助することが大切だとするある種の使命感である。

実際の健診では、行動面と適応能力面に焦点を当て、問題のチェックと評価が行われている。就学後に集団場面でさまざまな適応面の問題が顕在化する軽度発達障碍を、就学前の五歳前後に発見し、事前に集団適応能力を高めようとする試みである。

これまで、発達障碍、とりわけ自閉症などの対人関係に深刻な問題をもつＰＤＤは何か特別な原因によって起こる特別な障碍だと思われてきたように思う。しかし、本当にそうなのだろうか。

ＰＤＤとアタッチメントの問題

昨今、ＰＤＤについてもアタッチメントの問題が重要だという認識が広がりつつある。十数年前筆者がこの問題を取り上げ始めた頃の状況を思い返すと隔世の感がある。随分風向きが変わったものである。なにしろ、筆者が自閉症に関するアタッチメントの問題を公の場で取り上げると、罵詈雑言といってもいいほどの聞くに堪えない非難を浴びたものである。母原病の再来だというわけである。

虐待とＰＤＤ

それが今では、アタッチメントの障碍が基本にあるとみなされている虐待も発達障碍だといわれるまでになった（杉山、二〇〇七）。被虐待児の二五％にＰＤＤ（様状態）が認められるという。

ＰＤＤの脳（機能）障碍仮説が今やコンセンサスをえているともいえる状況で、典型的な養育環境の問題であるはずの虐待からＰＤＤが生まれるということをわれわれはどのように受け止めればよいか。

従来の（脳障碍仮説に基づく）ＰＤＤと虐待によってもたらされるＰＤＤ（様状態）は成因論的に異なるということを明確にする方向で検討することが発達障碍理解を深めていくことにつながるのであろうか。

虐待は「関係」の問題である

虐待に関しては、すでに虐待の世代間連鎖に代表されるように、〈虐待－被虐待〉関係の問題として、「関係」

そのものが当初から常に着目されてきた。育てにくい子どもと養育者との間に負の関係が生まれ、その結果、虐待という悲惨な事態が生じるとの理解は、今や常識となっている。それに比して、従来のＰＤＤはあくまで脳障碍を基盤にもつ障碍だと今なお考えられている。

虐待まで発達障碍の範疇で語られるようになるに及び、発達障碍概念はきわめて広範な領域を包含したものとなっている。今や、なんでも発達障碍といわれる時代になったといっても過言ではない（小倉、二〇〇六）。これほどまでに発達障碍の概念が広範なものとなった今、発達障碍とは何かを再度吟味し、検証することは早急の課題だといわなければならない。

筆者がある学会を企画運営した際に、テーマとして取り上げたのは、まさにその点であった（日本小児精神神経学会、二〇〇五）。

発達障碍とは何か

発達障碍は、子どもの発達途上で出現する障碍で、その障碍が生涯にわたってなんらかの形で持続し、その基盤には中枢神経系の機能発達の障碍または遅滞が想定されるものと規定されている。

発達障碍という考えの基本には、主に生得的、ときに後天的に、中枢神経系の機能異常が基礎障碍として想定され、その結果、子どもの正常な能力発達が損なわれ、時間経過の中で心身両面にさまざまな発達の偏りが出現するとみなされている。

自閉症（ないしＰＤＤ）においても同様に、何らかの中枢神経系の機能の問題に起因する基礎障碍（impairment）

が想定され、生誕後の発達過程の早期の段階で、診断基準の三大行動特徴（対人関係の質的障碍、コミュニケーションの質的障碍、行動や興味の限局化）（disorder/disability）が出現するというわけである。

学童期から思春期にかけて多彩な行動面や精神面の障碍や症状を呈することが多いが、これらは二次障碍と称され、その後の成長過程で環境要因が深く関与して形成されるものと見なされている。

自閉症の三大行動特徴

二次障碍は成長過程において環境要因との絡みで形成されるという理解は一般化しているにもかかわらず、三大行動特徴である特異的あるいは一次障碍については、基礎障碍との関係がきわめて曖昧なまま手つかずの状態にある。

たとえ、生得的な基礎障碍を想定したとしても、生誕後に形成される障碍（あるいは症状）も、基礎障碍という素質と（養育）環境との相互作用の結果もたらされたものだと考えることが必要なのではないか。これまで多くの臨床医は診断が確定した後に、治療的関与をもつことが大半であった。そのため、この三大行動特徴の成り立ちについては、実際に観察するという機会を持つことが困難であった。たとえ、そのような事情があるにせよ、乳幼児期早期に、どのような相互作用が生まれ、その結果なぜあのような特異的症状が生まれるのか、を明らかにする作業がまずもって必要になる。発達障碍の理解とその対応を考える上で、この作業は不可欠なはずである。

「関係」からみた三大行動特徴

これまで筆者は、乳幼児期早期に養育者との間で関係がうまくいかないという主訴で来所した親子事例を対象に、「関係発達臨床」という枠組みの中で支援を実践してきた。そこで確認できたことのひとつは、基礎障碍との関係でもって強調される特異的障碍ないし一次障碍も「関係」の中で派生するということであった。

このことについては、すでに小書（小林、二〇〇八）で詳述したのでここでは要点に止めるが、これら三大行動特徴はすべて、子どもと養育者とのあいだに生まれた関係の難しさ、つまりは関係障碍を基盤にもつ。その結果、子どもと養育者とのアタッチメント形成は困難となり、それがつぎつぎに困難な問題を雪だるま式に増幅させ、深刻な症状（障碍）となって子どもの側に顕在化していくということである。

子どもたちのこころのありようと、養育者との関係に焦点を当てると、三大行動特徴がけっしてまれで特異な病因を背景にもつような特別な症状（障碍）ではないことがわかる。

アタッチメント形成と関係障碍

なぜ自閉症の場合、アタッチメント形成が困難かといえば、それは子どもの側にみられる関係欲求をめぐるアンビヴァレンスのためである。しかし、これが子どもの側の生得的な素因として一方的に仮定することができるかといえば、さほど事は容易ではない。なぜなら、子どもは誕生後しばらくの間、養育者に絶対的に依存しないと生きていけない。しかし、養育者は子どものそのような切実な要求をいつも全面的に受け止めることができるものではない。養育者の側にもさまざまな事情があるため、子どもは養育者の関わりに敏感にならざるをえない。ここにアンビヴァレンスの生まれる必然性がある。アタッチメント形成不全による安心感のなさが、この過敏さをより一層増強することになり、そこに負の循環が生まれる。ここにも関係の問題としてとらえることの重要性が示唆されるのである。

子どもの側に生得的な問題（基礎障碍といえるもの）を想定されることは多いが、たとえそれがあったとしても、それが直接的に自閉症の三大行動特徴をもたらすわけではない。そのような子どもと関わる養育者はどうしても負の循環に巻き込まれやすく、関係障碍が生起すると、その悪循環から逃れることは容易ではなくなる。そこに、自閉症あるいはその近縁の病態に共通した問題がある。

ＰＤＤや虐待にみられる不安感と警戒心

筆者は子どもたちとその養育者との関係のありようを関与観察する中で、子どもたちの養育者に対する関係欲求が直接的に表に現れにくく、非常にアンビヴァレントな状態にあることを確認してきた。

発達の初期段階の対人関係の基盤づくりの大切な時期に、このような状態が持続することによって、アタッチメント形成は不全をきたし、その結果、子どもに安心感は生まれない。彼らは極度な不安感に包まれ、外界に対して常に警戒的な構えを崩さない。

つまり、従来考えられてきたＰＤＤも、虐待を受けた子どもたちと同じように、アタッチメント形成に深刻な問題を有し、その結果、外界に対して強い警戒的な構えを余儀なくされているのである。

ＰＤＤも虐待も関係障碍をもたらす

このような外界への警戒的な構えは、身近な養育者や大人の人に対して、アンビヴァレントな気持ちを向けさせる。その結果、われわれは彼らに関わりあおうとすると、そこに必然的に関わりにくさ、つまり関係障碍がもたらされることになる。

ＰＤＤが基礎障碍としてなんらかの生物学的脆弱性（？）を、虐待が養育環境に大きな問題をもっていたとしても、いずれにしろ、そこには共通の結果として関係障碍がもたらされるのである。

このような関係のねじれによって、つぎつぎに両者の関わりに深刻な問題が蓄積し、結果的に子どもの側に症状（障碍）となって顕在化する。従来のＰＤＤと虐待事例に、多くの共通した症状（障碍）が認められるのもそのためである。

ＰＤＤや虐待事例にみられる症状（障碍）は、「関係」という視点からとらえることによって、いかに子どもと養育者とのあいだで形成されてきたものであるかが明らかになるのではないか。

発達障碍における「発達」とは何か

そこで大切なことは、「発達」とは何か、ということをしっかり押さえておくことである。

鯨岡（二〇〇五）は、発達障碍がなぜ「発達」障碍か、「発達」の意味を以下の三点にまとめている。

第一に、発達障碍にみられる現在の症状（障碍）の大半は、過去から現在に至る過程で形成されてきたものだということ。

第二に、発達障碍にみられる症状（障碍）は将来にわたって改善したり増悪したりする、つまりは変容していく可能性があること。

第三に、発達障碍においては、土台が育ってその上に上部が組み立てられるという一般の発達の動きが阻害されていること。

その際、もっとも重要なことは、「発達」という現象は、子ども自身、つまり「個体」のみの外界から閉ざされ自己完結されたものではないということである。素質と環境の相互作用など、今更取り上げるほどもないほど自明なことが、これまでの発達障碍研究（のみならず発達研究自体にも！）ではほとんど等閑に伏されてきたのである。

「関係」の見立てが先決事項である

児童精神科医（に限らず医師全般）は、まずもって正確な診断をしないと先に進めないと考える傾向にあるが、子どもの発達という事象に深く関与しているわれわれ児童精神科医が、「発達障碍」という子どものこころの発達の問題に関わる際には、どのような心構えをもつ必要があるのか。

「発達」という現象の本質を考えてみると、発達障碍では「個」の問題というよりも「関係」の問題がまずもって先に現れるはずである。「関係」の問題が積もりに積もった結果として「個」の問題が浮上するというのが順序である。

そうであるとするならば、「関係」という枠組みで問題をとらえることは、発達障碍臨床に深く関わる児童精神科医にとって必須のことだといってよい。ある段階で顕在化してくる子どものさまざまな能力面の障碍も、関係の問題の中で派生してくるということである。

しかし、「個」の症状（障碍）に基づく診断の枠組みに執着している限りは、この「関係」の問題は見えないままに終わってしまう危険性が高い。

なぜアタッチメントの問題は重要かつ基本的問題か

先の鯨岡の指摘にもあるように、発達障碍において、土台が育ってその上に上部が組み立てられるという一般の発達の動きが阻害されているということはどういうことか。

アタッチメント形成は基本的信頼感をはぐくむという点で、ヒトがひとりの人間になっていくという発達過程の土台に位置する課題である。その意味で、アタッチメントが重要かつ基本的問題だということである。ＰＤＤであろうと、虐待事例であろうと、ともにその点では共通した問題を有している。土台の問題が、その後のこころの発達全般にわたって深刻な問題を生み出すことは、容易に想像できるところである。樹木の幹に栄養が十分に行き渡らずして、枝葉が育つはずはないのである。

アタッチメント形成の問題は「関係」の問題である

昨今、「アタッチメント障碍」なる概念が、虐待あるいはＰＤＤとの関連で注目されるようにもなっている。しかし、ここで気になるのは、アタッチメント障碍が何を指しているかという問題である。アタッチメント（attachment）という語義が示すように、本来、アタッチメントは、養育者に「くっつく（attach）」という行動上の特徴を示す概念である。あくまで子どもが示す行動特徴として使用されてきた。つまり、アタッチメント障碍は子どもの側の問題と見なす視点から生まれた概念だということである。虐待臨床は関係臨床であると思われるにもかかわらず、アタッチメント障碍という概念は、「関係」の視点を曖昧にする危険性を孕んでいる。「関係」の問題が子どもの側のアタッチメント問題へと矮小化されることが危惧されるのである。

関係発達臨床から何がわかってきたか

関係発達支援の中で、筆者はアタッチメントにかかわる問題を初期段階でもっとも重要な課題だと常々考えてきた。なぜなら、ＰＤＤの子どもたちは養育者に対する関係欲求をめぐって強いアンビヴァレンスを有し、それがもとで養育者との間で負の循環がもたらされるので、この悪循環を断ち切ることがまずもって最優先事項となるからである。

アタッチメント形成の重要性を否定する者は恐らくいないだろうが、そこに焦点を当てた臨床の蓄積は未だほとんど手づかずの段階である。

じつはこのことを強調してきた筆者にとっても、手強い課題であることをこれまでの実践を通して痛感してきた（小林、二〇一〇。小林・原田、二〇〇八）。そこで浮かび上がってきたことを次に取り上げてみよう。

コミュニケーションの両義性と関係のずれ

コミュニケーションは情動水準と象徴水準という二つ水準が分かちがたく錯綜しながら展開するという構造をもつ。つまり、コミュニケーションは両義的な性質を有している。いまだ象徴機能を有する媒体を介したコミュニケーション世界での関わりを持つことの困難なＰＤＤの子どもたちと養育者が関わり合おうとすると、この両義性が両者の関係にさまざまなずれを生む大きな要因となっているということである。

これまで彼らにみられるコミュニケーション障碍は子ども自身の能力障碍としてとらえられてきたが、コミュニケーションの両義性を視野に入れることによって、情動水準のコミュニケーションでのわれわれの関わりの質が深く関与していることが明らかになってきたのである。

子どもと養育者の両義的な心性と関係のずれ

先に述べたＰＤＤの子どもたちが養育者に対して抱く関係欲求をめぐるアンビヴァレンスが関係支援の中で緩和されていくと、彼らの潜在的な関係欲求が顔を出しやすくなってくる。しかし、その後この欲求がストレートに表現され、それを養育者がしっかり受け止めるような関係へと円滑に進むかといえば、さほど単純ではないこともわかってきた。

養育者も子どもの今を受け入れてやりたいという思いと、自分でなんでもできるようになってほしいという願いとのあいだでジレンマに陥りやすい。いわんや、子どもの今の姿を否定的にとらえやすい状態にあれば、どうしても子どもへの願いが強く前面にでて、子どもにいろいろとさせる働きかけが強まりやすい。その結果、子どもの関係欲求は再び表から姿を消すことになる。

子どもが養育者に対して抱くアンビヴァレンスもさることながら、養育者にもこのような両義的な心性が働いているため、両者の関係は複雑で錯綜したものになりやすいということである。

主体的に振る舞うことの難しさ

関係発達支援においてわれわれがこれまで大切にしてきたことは、子どもの主体性をいかにしてはぐくむかということであった。そのことを強く認識するようになったのは、青年期・成人期に達したＰＤＤの人々の抱く深刻なこころの苦悩に、主体的に振る舞うことの難しさを見出したからである。

そのような思いで実際の支援を重ねていく中で、新たに気付いたことは、子どもが自分を押し出すことを恐れているのは、単に彼らの過敏さゆえではないということである。

支援の初期、養育者に対して非常に警戒的であるにもかかわらず、養育者の指示にいとも簡単に動かされてしまう。さらにその後、きまってより一層激しい葛藤状態に陥り、行動障碍が誘発されていく。このような彼らの姿を幾度となく発見したからである。

それはなぜか。

彼らが何かに没頭しているように見えても、けっしてそれを主体的に行っているのではない。常に彼らは周囲に対して強い警戒的構えをとっている。無指向性のアンテナを張り巡らしているような状態とでもいえようか。そのため、些細な刺激にも強く反応しやすい状態にある。さらには自分がどのように振る舞ったらよいか、彼らは常に不安なのであろう。他者からの働きかけに対して驚くほど従順に動いてしまうのはそのような理由が関係しているのではないかと思う。

むすびに代えて——発達障碍臨床からみた育児論の構築に向けて

関係発達臨床を通して、子どものこころの発達のありようをとらえてみたとき、彼らの養育や療育に関わるわれわれのこころのありようが、いかに関係そのものの質を規定し、子どもがその中でさまざまな反応を見せているかが、浮かび上がってくる。

従来の子どもの能力発達（障碍）中心の発達障碍理解は、こうしたわれわれ育てる側の営みを捨象した上で行われてきた。そこでは、子どもの特性を配慮した上でとはいいつつも、多くの場合、子どもの能力障碍特性を考慮した上で、子どもにさまざまな課題を与えて「させる」働きかけが行われてきたのではないか。

子どもの主体性を大切にするということは、比較的安易に用いられてきた。しかし、ＰＤＤの人々と深く関われば関わるほど、そのことがいかに大変な課題かということを痛感させられる。おそらく彼らには自分が他者によって動かされる不安を異常なほど強く持っているのだと思う。そのような心的状態にあって、われわれが彼らに何かをできるように働きかけることは、まさに彼らに「させる」ことを強いることになっていくのではないか。

「個」に焦点を当てた発達障碍臨床は、育てる側のこころのありようのみならず、子どものこころのありようさえも捨象し、能力発達（障碍）のみに焦点化した発達支援になっていかざるをえない。そこで行われる支援は、子どもにさまざまな課題を与え、「させる」という基本的な構造に貫かれている。このような「させる」というわれわれの関与が、ＰＤＤの子どもたちにとってどれほど不安なことなのか、われわれは再度想い起こす必要がある。

以上、育児「論」を展開していく上でもっとも基本としなければならないことは何か、現時点で筆者の考えるところを述べた。

■文　献

日本小児精神神経学会（二〇〇五）「第九三回日本小児精神神経学会特集号」小児の精神と神経、四五巻、三一三 - 三三〇頁
小林隆児（二〇〇八）『よくわかる自閉症―「関係発達」からのアプローチ―』法研

小林隆児（二〇一〇）『自閉症のこころをみつめる―関係発達臨床からみた親子のそだち―』岩崎学術出版社
小林隆児、原田理歩（二〇〇八）『自閉症とこころの臨床―行動の「障碍」から行動による「表現」へ』岩崎学術出版社
鯨岡峻（二〇〇五）「こころの臨床における質的アプローチと発達観」小児の精神と神経、四五巻、二三一‐二四一頁
小倉清（二〇〇六）「愛着・甘えと子どもの精神科臨床」そだちの科学、七号、一二三‐一二五頁
杉山登志郎（二〇〇七）『子ども虐待という第四の発達障害』学習研究社

第四章

「関係」の見立て

乳幼児期の母子コミュニケーションからみた両義性とアンビヴァレンス（両価性）

はじめに

本稿では乳幼児期早期の母子コミュニケーションにおいて、「自己－他者」「子－（母）親」関係がどのような形で展開するのか、その具体的な姿を描き出してみようと思う。

母子コミュニケーションを考えるにあたって

コミュニケーションの定義

ここでは、コミュニケーションを、通常考えられている「社会生活を営む人間の間に行われる知覚、感情、思考の伝達。言語・文字その他視覚・聴覚に訴える各種のものを媒介とする」（広辞苑、第四版、一九九一）という情報のやりとりを中心としたものではなく、「存在するお互いの一方が他方に何らかの影響を及ぼすこと」

(Richer, 1979）と定義してみよう。そもそもコミュニケーションはその最小単位である二者関係を考えてみても、当事者双方がさまざまな次元でもって影響し合って成立しているとみなさなくてはならない。情報のやりとりの次元のみではなく、自己あるいは他者の存在自体が、暗黙のうちに相互に影響を及ぼし合うということを考慮することが、コミュニケーションの実態そのものに迫るためには、ことのほか重要であると思うからである。

コミュニケーションは二重の構造を有する

コミュニケーションは先に述べたような情報のやりとりという象徴水準の形態、すなわち象徴的コミュニケーション（symbolic communication）がある。ことばをはじめとする象徴機能を有するなんらかの媒体が用いられ、それを介してコミュニケーションは展開している。しかし、コミュニケーションはそのような次元のものばかりではない。そのような媒体を介さない、お互いの気持ちが通底するという情動水準のコミュニケーション、すなわち情動的コミュニケーション（affective communication）がある。ことばをいまだ獲得していない乳児と養育者の間で展開している世界ではまさにこの種のコミュニケーションが中心的役割を担っている。

象徴的コミュニケーションと情動的コミュニケーション

象徴的コミュニケーションの世界では、インターネットに代表されるように情報が一方から他方へと双方向性をもち、多少の時差を伴って双方に伝達される。しかし、情動的コミュニケーションの世界は、同じ振動数の音叉同士の、一方を振動させると、他方も同じように共振する現象と似通った性質をもっている（廣松・増山、一九八六）。情動の世界は当事者双方の身体が共鳴し合い、そこでは一瞬のうちに一方の情動は他方に通底する。

このような情動の共鳴（共振）は、今日では脳科学の世界でもよく知られるようになってきた（Schore, 2000. Siegal, 1999）。コミュニケーションは、このような性質の異なった二重構造を有している（図７）（鯨岡、一九九七）。

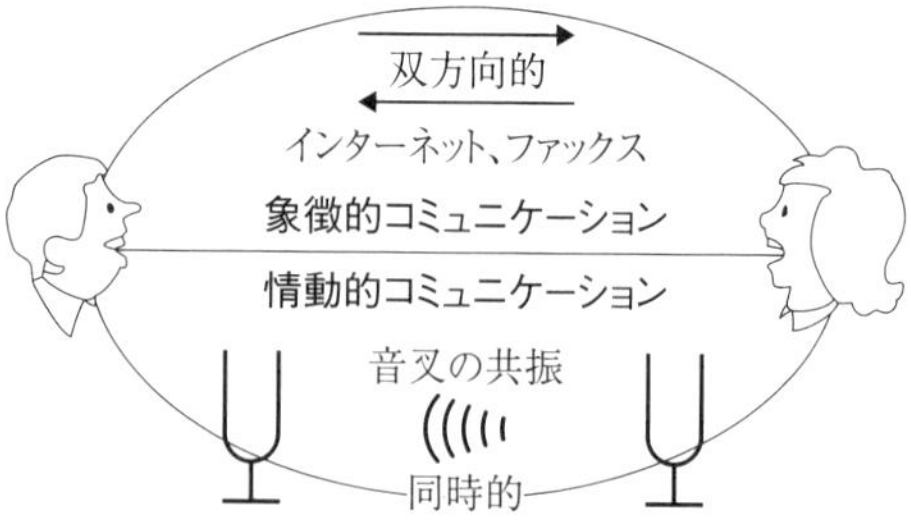

図７　コミュニケーションの二重構造

コミュニケーションの二重構造と意識の介在の有無

象徴的コミュニケーションは、言語中枢を中心とする左半球の意識的水準による営みであるのに比して、情動的コミュニケーションは、右半球で特に発達した大脳辺縁系が深く関与し、意識的に気づくことのできないものである（Schore, 2003）。一見われわれにとって、コミュニケーションは意識的に行われるものとみなされがちであるが、その実態は、意識の介在しない水準で相互が深く影響を及ぼし合っている。意識の介在の有無の二重性を有しながらコミュニケーションが展開しているところに、コミュニケーションの困難さや複雑さの源があるといってもよい。

情動的コミュニケーションとアタッチメント形成

情動的コミュニケーションは、ヒトの発達過程において、象徴的コミュニケーションの成立の基盤として、乳幼児期早期に急速に深まっていくが、そこで重要な役割を担っているのがアタッチメントである。乳児と養育者のアタッチメント関係は、第一次間主観性（primary intersubjectivity）（Trevarthen, 1979）から第二次間主観性（secondary intersubjectivity）（Trevarthen & Hubly, 1978）の成立の過程で、急速に深まっていくが、ここで養育者が子どもの情動に調律を合わせた関与のもとで、相互の情動が共鳴し合うような母子間の情動的コミュニケーションが展開していく。母子間のアタッチメント形成がなんらかの理由によって破綻をきたすと、情動的コミュニケーションの成立はきわめて困難になる。環境側の要因が深く関与するものとしては、虐待（Schore, 2001）が、個体側の要因が大きいと考えられるものとして、自閉症をはじめ育てにくい子どもの事例が、その代表的なものである。

人間存在の抱える根源的両義性

先に述べたアタッチメントを求める行動は、本来人間に備わった本能的行動であるが、このように人間は、他者と繋がり合いたいという欲求（繋合希求性）とともに、他者とは別の存在として自分で思い通りに自己実現を図りたいという欲求（自己実現欲求）を合わせ持っている（鯨岡、一九九八）。このような相矛盾するような欲求を人間は本来ともに有しているところに、人間存在の抱える根源的な両義性を見て取る必要がある。このような欲求は人間の行動を無意識に規定し、その結果、人間同士のコミュニケーションは、複雑な様相を呈することになる。コミュニケーションの二重構造と人間のもつこのような両義性は、コミュニケーションの成立過程に深く関与している。したがって、コミュニケーションの問題は、情動、欲求など、意識化することの困難な水準の問題を抜きに考えることはできない。

「自己―他者」「子―(母)親」「受動―能動」――共軛的関係

「自己」と「他者」の関係を考えてみると、すぐにわかることであるが、「自己」とはなにかを概念規定しようとすれば、必ず「他者」に言及せざるをえなくなる。このように一方を規定するためには、必然的に他方を取り出さざるをえないような二つの項の関係を共軛的な関係という(鯨岡、一九九七)。「子ども」と「親」、「受動」と「能動」なども同じような性質をもつ関係である。

この種の二項関係のように、共軛的関係にある双方の項は、各々が独立して単独に規定することができない。では両者はどのような関係にあるのかを、実際の母子コミュニケーションの内実に迫りながら、考えていきたい。そこで筆者が試みている自閉症に対する母子臨床の中から具体的に事例を取り上げて考えてみよう。

「抱く―抱かれる」

I男　自閉症

四歳九カ月時から関係支援を開始した事例である。開始直後顕著であったI男の強いアンビヴァレンスを緩和することによって、I男は次第に母親に対する関係欲求を強め、さかんにアタッチメント行動を示すようになった。母子間の良好な情動調律によって情動的コミュニケーションは日に日に深まっていったが、I男が母親のみならず、父親や一歳上の姉にも盛んに接近しては自己主張やちょっかいを出すようになっていった。すると特に姉は嫌がり、I

男に対して攻撃を加えたり、拒否したりするが、このように姉に嫌なことをされると、I男はきまって母親を叩き、引っ掻いては自分の怒りを母親に向けていた。

支援開始から五カ月ほど経過したある日、母親はついに絶えきれず、I男の胸の中で泣くまねをすると、母親が日頃してやるように、I男が母親をきつくしっかりと抱きしめてくれた。ただ、このときの母親には、I男がまるで自分の気持ちを鎮めているように感じられたという。（小林、二〇〇〇、一八六頁）

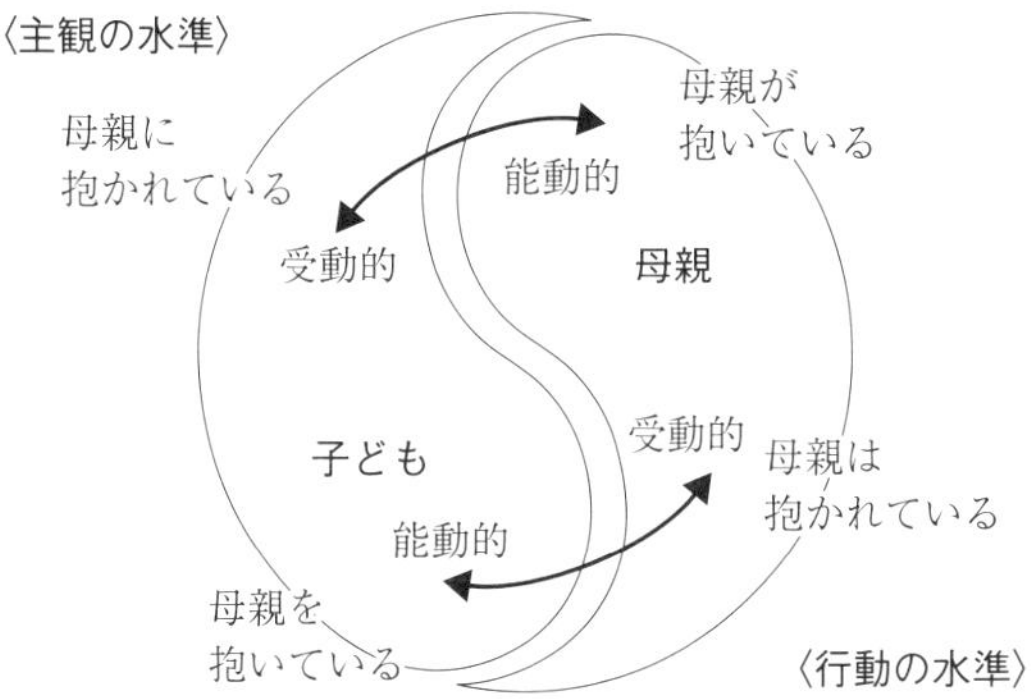

図８　二者間交叉モデル（両義性モデル）
〔鯨岡（1998）p.348から引用、改変〕

ここで認められる母子コミュニケーションのエピソードには、コミュニケーションのもつ両義的な側面をわかりやすく示している。

I男は、痛みを訴える母親を慰めるかのようにして母親を抱いていたが、母親には、逆にI男の方が母親に抱かれて、自分の気持ちを鎮めているように感じられている。実際に行動面で抱いているのは、I男の方であったが、気持ちの中では母親がI男を抱いて慰め、I男は母親に抱かれて慰められていたのである。

I男がこのような行動をとった背景には、自分が痛い思いやつらい思いをした際に、母親にしっかりと抱きしめてもらったという心地よい情動体験があり、このときのエピソードでは、おそらくI男にその心地よい情動体験が想起され、それが引き金となって、I男は思わずこのような行動を取ることになったのであろうと推測されるのである。

行動の水準と主観の水準を含めてここにみられる母子コミュニケーションの様相を図示したものが図８である。行動水準ではＩ男は母親を抱いているが、主観的には母親に抱かれ、その逆に母親は行動水準ではＩ男に抱かれつつも、主観的にはＩ男を抱いているという関係である。「抱く」という能動的な行為の背景には「抱かれる」という受動的な行為が潜んでいることがうかがわれる。ここに、コミュニケーションを行動水準のみではなく、主観的水準にも踏み込んでとらえていくことの重要性が示唆されている。

この例でわかるように、対人関係において「握る－握られる」、「抱く－抱かれる」、「触る－触られる」場合のように、二者の身体が直接触れ合うことによってお互いの感受機能の能動性と受動性が交叉するときには、どこまでが自分でどこからが相手かを明確には分けることはできない。二者間の身体と身体が相互に浸透し合うという関係にあるということができるのである。

図８に示された二者間交叉モデルは、鯨岡（一九九八）が、これまでのコミュニケーション研究がもっぱら行動水準で二者間相互作用モデルを基本に行われてきたことを批判し、関係発達において提唱したものであるが、この事例にみられるＩ男と母親の関係性の特徴は、二者間交叉モデルによってよく描き出すことができるように思う。

「成り込み－取り入れ」

Ｄ男　自閉症（六三頁参照）

三歳三カ月時から母子治療を開始した事例である。Ｉ男と同じく、開始直後顕著であった強いアンビヴァレンスが治療介入によって緩和し、D男の関係欲求の顕在化とともに、母子間のアタッチメント関係は急速に深まっていった。治療開始から一六カ月経過し、彼は次第に自己主張も盛んになり、情動的コミュニケーションから象徴的コミュニケーションへの過渡的段階と思われる状態に入っていた。この頃起こったD男と母親との間のコミュニケーションのあるエピソードである。

数日前から朝起きるとすぐに母親に「(何かを) トッテ」と要求することが多くなってきた。母親にしてみると何をとってもらいたいのか、本人の好みがいくつかあるので想像はできるのであるが、何かはっきりとはわからない。そのため時折違った物を持ってくるとひどく不機嫌になってしまう。自分の希望の物を持ってきてもらうととてもうれしそうに反応している。ではどうして何をもってきてほしいと明確に言わないのか、言えないのだろうか。日頃ほしい物に対してなんらかの表現方法は身につけているのであるから言ってもよさそうなのだが、それを母親に直接的に言わない。なぜなのか母親は首を傾げている。(小林、二〇〇〇、一一八頁)

同じようなエピソードが先のI男の事例にも認められている。

I男（つづき）

治療も順調に経過し、母子コミュニケーションは一段と深まっていたが、治療開始からほぼ一年ほど経過したころの母親が書いた日記には以下のようなエピソードが記されている。

……絵を描いて、自分が何を描いたか、私に言わせようとする。絵を指さして、私の方を向いて〈言って〉というふうに少し催促する声を出す。目を見ても〈これはなんだ?〉と〈言ってみて!〉という気持ちがよくわかる。すぐにパッと答えてあげられれば大満足で安心する。でも、ときどき忘れしてことばにつまることがある。そんなときは、小さな声でそっと頭文字のことばを教えてくれる。「パーキング」なら「パ」、「プリンスホテル」なら「プ」、頭文字がはっきり聞こえず、こちらがわからないと、すごく怒る。一日に数回は怒らせてしまう。たまに、途中で私がわかって正解を言うと、パッと目に涙をためながらも笑ってくれて落ち着く。切り替えは早い。（小林、二〇〇〇、二〇八‐二〇九頁）

ここにみられる母子コミュニケーションの様相は、子どもと養育者のコミュニケーションが深まり、情動的コミュニケーションから象徴的コミュニケーション、つまり情動が通底し合うというコミュニケーションから次第にことばを媒介としたコミュニケーションへと進展していく際の過渡的段階にみられるひとつの特徴をよく示している。

ここでみとめられる現象はたしかに両者間にことばが介在してはいるが、ことばそのものがコミュニケーションの媒体としてはほとんど機能していない。子どもが今こころに抱いている内的表象を、母親が子どもの気持ちに成り込み、子どもの内的表象を想起することによって、母子はある内的表象を分かち合うことが可能になり、そのことによって両者間で大きな喜びを分かち合っている。彼ら自身の心の中に浮かんだ内的表象の世界を母親にことば（親が身にまとったことば文化）で語ってもらい、自分の内的表象と大人のことば文化の世界とが重なり合うことに大きな喜びを抱くことができたと筆者には思われる。

ではここでなぜ彼らは母親に自分のほしい物を、あるいはわかってもらいたいことを、心に思い浮かべているにもかかわらず、ことばでもって伝えようとしなかったのであろうか。明らかに母親が自分の気持ちを分かち合ってくれているか否かを試しているようにみえる。ここに「（母）親（育てる者）‐子（育てられる者）」という非対称的関係におけるコミュニケーションの過渡的段階でのある特徴を見て取ることができるように思う。
ことばによるコミュニケーションという文化的な営みは、育てる者にとっては至極当然の自然な行為であるが、ことばの獲得過程のいまだ途上にある子どもにとっては、ことばは自ら自由に操ることのできるような道具ではない。しかし、ことばを獲得して大人文化の仲間入りをしたいという欲求（自立したい欲求）を持つがゆえに、子どもは母親を自らの方に引き寄せて、母親に自分の内的表象をことばで語ってもらうことが、大きな喜びとなっている。母親に依存しながらも、ことば文化を取り入れたいという欲求をも同時に実現している。依存（繋合希求性）と自立（自己実現欲求）の欲求が深く錯綜しながら展開している母子コミュニケーションの一断面をみる思いがする。

筆者はここにみられる母子コミュニケーションの様相を、「分かち合いコミュニケーション」（小林、二〇〇〇、二四二頁）と称して、情動的コミュニケーションから象徴的コミュニケーションへと移行する過渡的段階でのコミュニケーションとして抽出し、図9のように描き出した。

この過渡的段階のコミュニケーションは、お互いが自分の意志を相手に何らかの媒体を通して「伝え合う」という形態ではなく、お互い

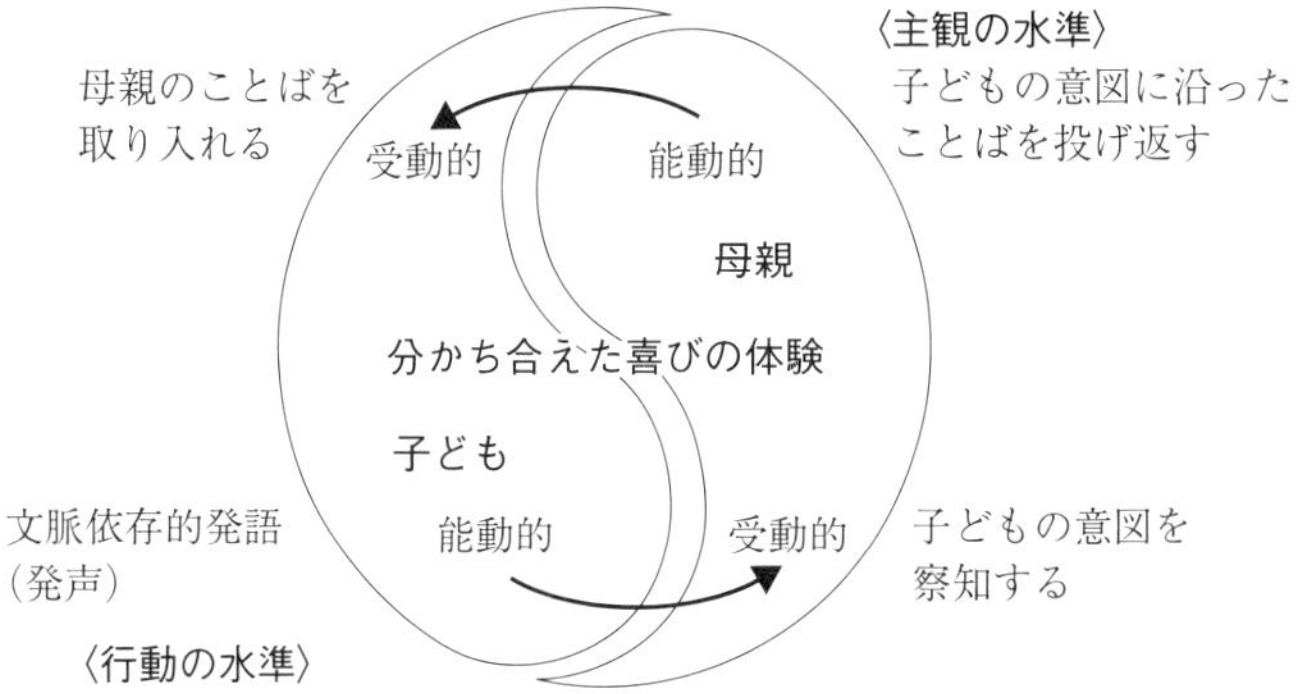

図9　分かち合いコミュニケーション
〔鯨岡（1998）p.348から引用、改変〕

の内的表象を「分かち合う」ことを一義的な目的としたものだとみなすことができる。このようなコミュニケーション段階の存在は、子どもに言語的働きかけをする上で非常に重要な意味を持っている。まずは養育者（治療者）が子どもの心の中に浮かび上がった内的表象（体験の共有に基づく）を感じ取って、それをわれわれの文化の側に引き寄せてことばでもって表現してやることによって、子どもは自分の世界が養育者の世界と繋がり合った（繋合希求性）という実感を持つようになり、それが子どもにとって大きな喜びとなる。このような質のコミュニケーションはアタッチメント形成を基盤として成立する情動的コミュニケーションの世界の充実があってはじめて可能になるのである。

この「分かち合いコミュニケーション」においては、養育者の果たす役割は、子どもの気持ちに沿うという受動性とともに、子どもの気持ちに沿いながら（成り込みながら）自らの判断でもって投げ返していくという能動的な関与が要求されているのであって、けっしてただ単に子どもに合わせていくという受動的な営みではけっしてない。ここに養育者の主体性が問われている。相手に合わせながらも、能動的、主体的に関与するという、受動的でありながらも能動的でもあるといえる両義的関与をここに見て取る必要がある。

両義性とアンビヴァレンス

これまで述べてきた乳幼児期の母子コミュニケーションにおいて、アタッチメント形成を基盤にした情動的コミュニケーションの成立が困難な事態に陥ると、そこでのコミュニケーションの様相はどのように変化していくかを、次に検討してみよう。

J男　自閉症

三歳六カ月時、母子治療を開始した事例である。J男は、一時期育児不安が強まって里帰りした母親との間で、容易にはコミュニケーションが成立しない状態にあり、初診時の行動特徴から自閉症と診断されている。

J男は少しずつ治療室の雰囲気にも慣れて、自分の意思をはっきり示すようになってきたセッションでのあるエピソードである。

両親で治療に参加し、両親とも積極的に働きかける様子が目立っていた。マットに転がっているJ男をみると、両親は彼に逆立ちをさせようと働きかけ始める。しかし、そのときのJ男は母親と一緒に楽しみたいという甘えたそうな仕草を取っていた。そのようなときに母親は「ひとりでやってごらん」と自立を促す働きかけをする。そうかと思えば、明らかに子どもは一人で遊びたそうにして両親から回避的態度を取っているにもかかわらず、両親ともに過剰に接近して積極的な働きかける。こんなときには日頃扱うことを禁じているような遊びをことさら勧めている。

この事例では、治療開始時には、子どもの側にアンビヴァレンスが強く認められていたが、介入によって緩和していくと、次第にJ男は自分の意志をはっきりと主張するようになり、われわれには彼の行動の意図がとてもわかりやすくなっていた。当初は子どもの側のアンビヴァレンスによって母子間のコミュニケーションがうまくいかないことが多いが、葛藤が緩和して子どもの関係欲求が行動として顕在化していくと、母子コミュニケーションの様相は一転する。子どもは母親と一緒になりたいという関係欲求をさかんに行動で示すようになっている。それにもかかわらず、母親は子どもに自立を促して結果的に子どもを突き放している。

このような関係を幾度となく経験すると、子どもも傷つくことを恐れ、ひとりでなにかに没頭しようと試みる。すると今度は逆に母親の方が不安を起こして、子どもに普段はさせたくないような遊びに誘い、一緒に遊ぼうと

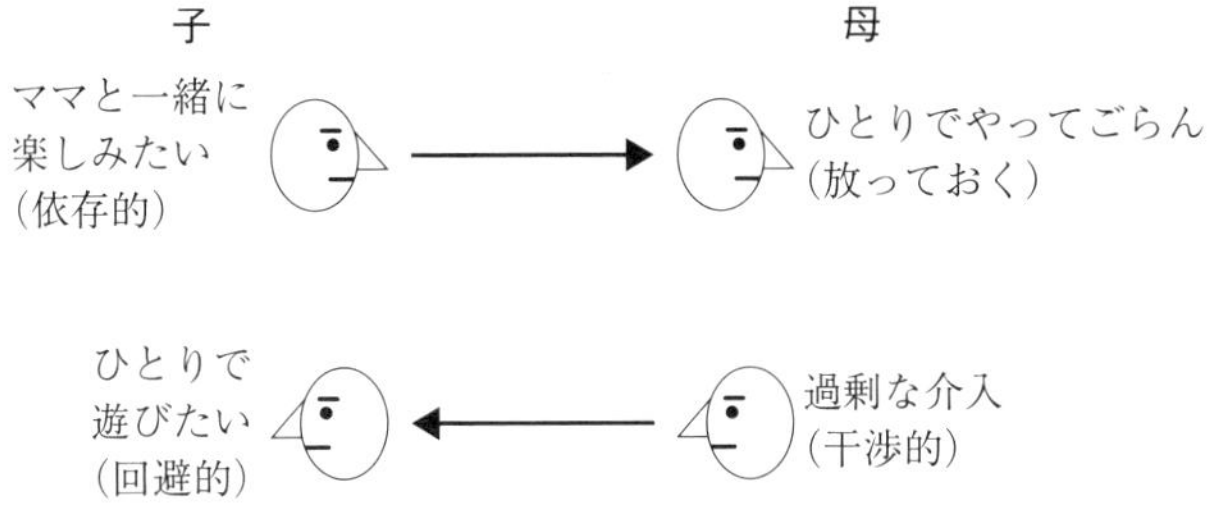

図10　母子間の気持ち（意図）のずれ

子どもの機嫌を取るようにして、自分の側に引き込んでいる（図10）。

なぜこのような母子間の気持ちにずれが起こるのであろうか。その背景には、母親自身が乳児期早期から家庭の事情で親戚に預けられ、そこで幼児期を送ったという生活史があった。そのため、母親は幼児期から関係欲求をいつも抑えて生きていかざるをえなかった。そうしたアタッチメントをめぐる葛藤が、現在の子どもとの関係において、このような形で再現されているのである。アタッチメントをめぐる葛藤の世代間伝達である。子どもの関係欲求が高まると、それは双方のあいだで共鳴することなく、母親は無意識のうちに否認して、子どもを突き放し、自立を促す働きかけをしてしまっている。

このような母子コミュニケーションは、母親自身意識的に行っているわけではなく、意識の介在しない情動的コミュニケーションの水準で起こっている。このようにして、関係欲求をめぐるアンビヴァレンスの存在によって母子間の情動的コミュニケーションが破綻することになる。

情動的コミュニケーションが破綻した母子コミュニケーションにおいては、子どもは気持ちの上では関係欲求を抱きながらも、親の働きかけに沿って行動せざるをえなくなる。またひとりになって何かをしたいという思いを抱くと、親の働きかけに誘い込まれていく。その結果、自分の欲求は常に葛藤的になってゆく。アンビヴァレンスの強まった心的状態ということができる。人間が本来有する両義的心性が情動的コミュニケーションの破綻した状態にあっては、この例でわかるようにアンビヴァレントにならざるをえないのである。両義性は人間の心が本来有する自然な性質であるが、アンビヴァレントな心性は、対人コミュニケーションの破綻した状態、とりわけ情動的コミュニケーション形成の困難な事態によってもたらされた病理的心性として区別されなくてはならない。

おわりに

人間は本来両義的な心性をもつ存在であることを述べ、そのことによって母子コミュニケーションはどのような様相を呈するかを、アタッチメント形成の成立の成否による情動的コミュニケーションの質的差異を示しながら論じた。アタッチメントをめぐる葛藤が母子のどちらかに強く残存していると、情動的コミュニケーションは容易に深化せず、人間のもつ両義的心性は、強い葛藤を生み、それが次第に肥大して、ついには不適応行動や多彩な行動障碍を呈することになる。

「自己」と「他者」は、本来最初から明確に区別されたものとして存在するのではなく、ヒトが人間になっていく過程で、養育者との心身共に一体となった関係の中で、両者が融合し浸透し合った関係の蓄積を通して、はじめて浮かび上がってくるものなのであろう。このように、人間はつねに逆説的ともいえるような「自己」と「他者」が錯綜し合った関係の中で生きている存在なのである。

■文　献

廣松渉、増山眞緒子（一九八六）『共同主観の現象学』世界書院

小林隆児（二〇〇〇）『自閉症の関係障害臨床―母と子のあいだを治療する―』ミネルヴァ書房
鯨岡峻（一九九七）『原初的コミュニケーションの諸相』ミネルヴァ書房
鯨岡峻（一九九八）『両義性の発達心理学』ミネルヴァ書房
Richer, J. M. (1979). Human ethology and psychiatry. van Praag (Ed.), Handbook of biological psychiatry. Vol.1 pp.163-193, New York, Dekker.
Richer, J. M.(1993). Avoidance behavior, attachment and motivational conflict. Early Child Development and Care, 96, 7-18.
Schore, A. N.(2000). Attachment and the regulation of the right brain. Attachment & Human Development, 2, 23-47.
Schore, A. N.(2001). The effects of early relational trauma on right brain development, affect regulation, and infant mental health. Infant Mental Health Journal, 22, 201-269.
Schore, A. N. (2003). The right brain as the neurobiological substratum of Freud、s dynamic unconscious. In: Affect regulation and the repair of the self, , pp.250-277, London, W. W. Norton.
Siegel, D. J. (1999). The developing mind: Toward a neurobiology of interpersonal experience. New York, Guilford Press.
Trevarthen, C. (1979). Communication and cooperation in early infancy: A description of primary intersubjectivity. In M. Bullowa (Ed.), Before speech: The beginning of interpersonal communication. pp.3121-347, London, Cambridge University Press.（鯨岡峻、鯨岡和子訳（一九八九）『母と子のあいだ』六九－一〇一頁、ミネルヴァ書房）
Trevarthen, C. & Hubley, P. (1978). Secondary intersubjectivity: Confidence, confiders and acts of meaning in the first year. In A. Lock (Ed.), Action, gesture and symbol: The emergence of language. pp.183-229, New York, Academic Press.（鯨岡峻、鯨岡和子（訳）（一九八九）『母と子のあいだ』一〇二－一六二頁、ミネルヴァ書房）

〈子ども−養育者〉関係の見立てと遊び

初回面接での見立て

ある子ども相談センターでの診察場面で

数年前、ある子ども相談センターから事例の診察と助言を求められて、でかけて行ったときのことである。診察室には子どもの相手をする保育士と診察介助役の看護師が同席していた。親子が入室すると早速、保育士は診察室の一角に設けられた遊び場に子どもを誘導して相手をし始めた。子どもへのサービス精神旺盛な保育士で、子どもを遊びに誘おうと積極的に関わっていた。

初めのうちは筆者も我慢して母親の話を聞いていたが、まもなく辛抱できなくなって、保育士にしばらく子どもの相手をするのをやめて離れているようにお願いした。保育士は日頃の医師の求めに沿って、母親面接の間、子どもの相手をしていたのであろう。それが自分の役割だと思い、熱心に取り組んでいたのだから、筆者の指示には驚くとともに、おそらくは自分の役割を否定されたような気分になったであろうことは容易に想像できた。保育士の気持ちを考慮すれば、筆者が我慢すればよかったのだが、初回面接での見立てという真剣勝負の場で、細心の注意を払って観察しなければならない親子の関わり合いの機微が、保育士の介在によってとらえられなくなってしまった。そのため、止むに止まれず席を外すようにお願いしたのである。

家族の中の子どもという視点

子どものこころの臨床においては、少なくとも家族全体を視野に入れながら実践しなければならないことは、改めていうまでもない。家族の中での子どもという視点を通して理解することが常に求められる。よってほとんどの事例において、子どもに対して一対一の遊戯治療や面接を行うことがあるとしても、それと同時に家族に対する面接が不可欠である。それは時と場合によって、併行面接、あるいは同席面接のかたちをとる。面接形態いかんにかかわらず、子どもとの面接場面で展開している事柄と、母親面接で語られる事柄がどのような関係にあるのか、それをとらえる視点を持たなければ、家族の中の子どもという視点での理解は深まらない。

通常の初回面接の流れ

実際の初回（に限ったことではないが）面接場面では、医師は主に親の話を聞き、そばで（あるいは別室で）他のスタッフが子どもの相手をしていることが多いのではなかろうか。相談センターの保育士がとった行動はそうした日常の診察場面の様子を端的に示したものといってよいだろう。それにはさまざまな現実的制約が関係しているとは思う。診断と治療を求めてやってくる家族への対応はどうしても医師が担わざるをえないだろうし、多忙な医療現場では、子どもへの治療に医師が十分な時間を割くことは容易ではないからである。ただ忘れてはならないのは、親からの話を中心にして子どもの発達経過の概略を把握し、そこにうかがわれる子どものさまざまな病理像を、子どもの診察を通して確認するという手順をふむという一般的な初診時の流れの中で、そこに家族の中の子どもという視点がどのように反映されているかを検討する必要があるということである。

筆者がここで取り上げてみたいのは、養育者から話を聞くことと、実際の子どもと養育者との関わり合いの機微を観察していくことを面接者はどのように関連づけたらよいかということである。

事例を通して考える・1

G男　六歳

第三章（八七頁）で筆者が取り上げた事例について、その後直接母子面接をもつ機会があった。子どもの見立てを求められてのことである。ここでは事例の詳細は省くが、乳幼児期から過敏な子どもで、母親は養育に随分と苦労していた。ことばそのものに目立った遅れはなかったが、身のこなしがぎこちない、視線が合いにくく、なんとなくコミュニケーションがしっくりこないという感じをずっと持ち続けていたというのである。

母親面接で感じたこと

筆者が面接をしたとき、G男は部屋の半分ほど使って担当セラピストと遊び、筆者は母親面接を残りの空間を使って行うことになった。母親はきちんと対面して、こちらの質問に丁寧なことば使いで微に入り細にわたって話をしていた。あまりの緻密すぎる話に、筆者は話に分け入ることが容易ではないな、と感じていた。

G男の幼いときからの話を聞き始めたが，母親の話は次第に熱のこもったものになっていった。聞いてもらいたいという思いから話しに熱がこもるのは自然の成り行きではあるが，筆者がそのとき気になったのは，どうも母親には懸命に自分を守ろうと自己弁護しているとでもいえるような，気の張りつめた息苦しさを感じ取ったからである。

その前にG男のこれまでの様子を聞いていく中で，周囲に対してびくびくしながら生活し，母親を頼りにしてきたのではないかと感じたので，そのことを母親に投げかけてみた。子どもの気持ちそのものについては期待した応答はなかったが，子どもの就学相談のとき，学校側から冷たくあしらわれて傷ついた体験があることが語られ始めた。以来，母親はあまり人に頼らず，自分に落ち度がないように，しっかりとしなければという思いになったこともわかった。子どもの気持ちに思いを寄せる余裕が今の母親にはないのであろうか，と気になった。

母親は身を乗り出さんがばかりにして，目を見開いて，自分の思いを一所懸命に語り続けた。筆者は母親のあまりに熱い思いに圧倒され，飲み込まれるような不安さえ感じていた。母親のこのような懸命さは子育てにも強く反映していた。G男に対して一挙手一投足にわたって落ち度のないように，つまりは他人様に迷惑がかからないようにと声かけをしていたのである。

G男は一見するとセラピストに対してサービス精神旺盛に語りかけながら楽しそうに遊んでいたが，実はずっとこちらの面接の様子が気になり，アンテナを張り巡らし，遊びそのものに気持ちが集中していないのが見て取れていた。

遊びの中で〈子ども－養育者〉関係が変わるとき

このように母子ともども痛々しいほどに懸命に生きているのだが，その息苦しさがどこからくるのか，そのことを解き明かしていくことが，本事例の関係支援を考えたとき，大切なポイントではないかと想像していた。そこでこの面接でなんとか少しでもそのところを和らげることはできないかと考え，母親にこれまでの生き方について肯定的に取り上げ，かつ大変な思いを汲み取りながら，「これまでお母さんは遊びのないハンドルで車を懸命になって運転してこられたように感じますね」と投げかけてみた。母親はまもなく涙ぐみ始め、肩の力が少し抜けたように感じた。

そのときであった。それまで母親から離れてセラピストと遊んでいたG男が、急にわれわれが面接している場にボールをはずみで放り投げたのである。われわれは驚き、母親はすぐに注意したが、筆者は注意喚起行動であることをすぐに察知し、G男の気持ちを受け止め、おどけたようにして大袈裟に驚いて見せた。すると、母親の傍に寄ってきてまとわりつき始めたのである。

事例を通して考える・2

K男

もうすぐ三歳になる男児である。母親の心配はことばの遅れと、視線が合いにくく、関係がしっくりこないということであった。他の医療機関にいけば、おそらくPDDと診断される事例である。

母子同席で初回面接を実施した。母親はすぐに話を聞いてもらいたそうにしていたが、まず筆者は少しの間、K男の相手をして遊んでみた。

K男はこちらの様子をうかがうようにちらちらと視線を送りながら、ボールを手にとってバスケットボールのかごに盛んに投げ入れていた。うまく入らなくても投げやりになることなく、何度も挑戦していた。今度はバットを手にとってボールを打ちたそうにした。筆者がボールを投げてやると、すぐに応じ、懸命になって打ち始めた。空振りになっても何度も何度もバットを振り続け、うまく打てたときには控えめではあったが、両足をばたつかせて、喜びを全身で表に現わしていた。

筆者はK男の反応に手ごたえを感じながら、今度は母親にK男の相手をするようにバトンタッチをした。母親とK男の遊びに付き合いながらその様子を見ていた。母親は最初は一所懸命に相手をして遊んでいたが、子どもの心配事を聞いてもらいたくて次第に子どもよりも筆者の方に注意が向き始めた。筆者は祖母と机を挟んで向かい合って座り、母子の様子を時折眺めながら祖母と話していた。K男は母親と遊んでいたが、ボールを投げた拍子に、面接机の上にあったコップに当たって少しお茶がこぼれた。K男は「しまった！」とでもいうような困惑した表情を浮かべ、母親の背中にしがみついた。いかにも悪いことをしたという思いが全身の動きに感じ取れた。母親はそのときのK男の反応を見て、こんな姿を見たことはないとうれしさと驚きの混じった声をあげた。まもなくK男は部屋を出て行った。

遊びの中で〈子ども－養育者〉関係が変わるとき

その後、母親面接に移って、母親が心配してきたことが語られ始めた。筆者は「これまでK男の子育てで心掛けてきたことは何ですか」と尋ねると、「振り返ってみると、何もないかもしれない。上の姉や兄の行事に一緒に連れていくことが多く、家にいるときには一人で遊んでいるので、それをいいことにして家事に専念していることが多い」と振り返るのだった。そこで筆者は「そうした親子関係が今の子どもの様子と何か関連があると思いますか」と尋ねた。すると母親はいろいろなことが一気に思い起こされたようで、つぎつぎに語り始めた。筆者はゆっくりゆっくりと一語一語噛みしめるようにしてことばを繋ぐように心掛けていたが、母親はこちらの一言に対して、じつに多くのことを返してくるのだった。そのとき、筆者は、母親のせっかちで先取り的な話し方にこちらの気持ちが萎えてしまいそうな感覚に襲われた。そこで筆者はそのことを取り上げた。すると母親は顔面を紅潮させながら思い当たることがあると一気呵成に語り始めた。

自分は子どもに対してなぜか待てないところがある。自分の望むタイミングで子どもに行動してほしいと思ってしまい、つい子どもに対して怒ってしまうことも多いというのである。たとえば、上の娘（長女、八歳）はデリケートな子で、あまり話さないが、いろいろと一人で考えている。本を読むのが好きで、大人びたところがある。能力は高いと思うのに、学校から帰ってもすぐに宿題をやらない。やらなくてはいけないとわかっているのに、やろうとしない。今やればすぐにできると思うのに。夜になって時間がなくなってからやろうとする。そんな姿を見ているといらいらする。二番目の息子（兄、四歳）は姉と弟のあいだに入って気を使っている。母親からみるとてもできた子で……。

このように筆者が母親との面接の中で感じたことを取り上げたことをきっかけにして、母親は三人の子どもとの関係についてつぎつぎに思い起こして語るようになった。

まもなくＫ男がセラピストと一緒に部屋に戻ってきた。すると一目散に母親のところに走って行き、首に強く抱きついたのである。Ｋ男は心から甘えているのがひしひしと感じられたので、母親の気持ちを尋ねると、素直に「うれしい」と答えるのだった。しばらく母親の膝の上でじゃれていたが、満足したのか、ふたたびセラピストと遊び始めた。

二回目の面接

一週間後。その後の家庭での様子を尋ねると、夫が「今日のお母さんは違うね、随分やさしいね」と驚きの声をあげたという。Ｋ男も随分と甘えるようになって、ひとりでビデオを見せても、すぐに母親の手を引いて一緒に見ようと引っ張り込んで母親の膝の上に乗って見るようになったという。

母子の遊びで気づいたこと

面接の開始後しばらくのあいだ、母親にＫ男と一緒に遊ぼうと促し、筆者も付き合った。Ｋ男は小さなスポンジボールを二個手に持っていた。それを見て母親はすぐにそのボールとセットになっているゲートボール用のスティックを取り出し、K男に手渡して使うように誘った。K男は戸惑っていたが、母親はなんとか使えるようにと手を携えて教えていた。するとK男はスティックを手に持って小さなトランポリンの下を覗きながら、まるでモップがけするようにして出し入れし始めたのである。

前回とは異なった年長児向けの遊戯室であったため、先週使った部屋にK男を招き入れて、扱いたい遊具を選ぶように誘った。ボールを選んだが、それは先週バッティングのときに用いたものだった。筆者がためしに差し出したバランスボールを手に取ると、元あったところに自分から片付けるのだった。すぐに元の部屋に戻ったが、筆者はバットも欲しいだろうと思い、部屋の片隅にさりげなく置いてみた。すると目ざとく見つけてバッティングを始めた。母親がボールを投げてやり、K男はバットで打ってはうまく当たるとうれしそうに反応していた。周囲の大人たちも拍手をし、雰囲気は盛り上りを見せていた。結構楽しそうにしていたが、次第に飽きてきたのであろうか、バットの持ち方が変わったのに筆者は気付いた。それはまるでバットが刀に変わったように見えた。しかし、母親はそれに気付かず、なんとか打たせようと懸命に相手をし、K男がその気になるようにさかんに仕向けるのである。そこで筆者はそばにあったゲートボール用のスティックを手にとってちゃんばらごっこを始めた。するとK男はバットを刀にして応じ始めた。遊びにどんどん熱が入り、懸命になって切りつけ始めたので、筆者はおどけるようにして怖がって逃げた。するとK男は追いかけてまでちゃんばらごっこを続けるのだった。

遊びの中でみえてくる母親の対人的構え

まもなくK男の相手を同席していたセラピストに頼み、筆者は母親との面接を開始した。そこで取り上げたのが、遊びがちゃんばらごっこに変わった場面である。母親はK男の変化に気付かなかったというが、以前からちゃんばらごっこだけはなぜか母親に要求してよくやっていたというのである。そこで筆者は母親が頭の中でこうと思ったらそれをやり続けるところがあることを取り上げた。つまりは玩具を扱う際に、それがバットであれば野球を、ゲートボールのスティックであれば、ゲートボールをしようという思いに駆られやすいことについてである。母親はすぐに頷き、涙ながらに次のようなことを語り始めた。

昔から固定観念が強いと他人に言われていた。「～しなくては（いけない）」という思いがいつも強いという。そばで聞いていた祖母は、この子は理想を持ってそれに向かっているが、どうもそれが高すぎる。きちんとしなくてはという思いが強すぎるというのである。母親は次第に内省的になった。

自分のもっていないものを他人がもっていると、うらやましくなる。その人のよいところばかりが目につくようになり、自分の嫌なところ、苦手なところを人に見られたくないという気持ちになる。だから人づきあいも深入りしたくない。深入りすると相手のいろいろなところが見えてくるし、自分もみられるから怖い。人づきあいは必要に迫られれば、そのところだけ付き合うようにしているというのであった。

筆者は黙って頷きながら聞いていたが、母親の話にはこれ以上深入りしないことにして、筆者は子どもと遊んでいたときに感じたことを説明した。K男がやりたそうにしていることに付き合っていくと、K男は意欲を示すし、こちらが少し誘ってみると、結構ついてきて真似して自分からやろうとする。気持ちもわかりやすく表現しているので、付き合いやすい。自分で、自分でと自己主張するところもみられると肯定的に印象を述べた。すると母親は不思議そうな顔つきで聞いていた。それまで母親はこの子が自分の思い通りにやりたがり、一緒に遊ぶのは難しいと感じていたからである。

〈子ども－養育者〉関係の見立てと遊び

筆者が「関係性」の重要性に着目してきたのは、けっして〈子ども－養育者〉関係を客観的に観察評価し、関係の発達促進を試みようとしたからではない。相手のこころのありようを理解する際には、自分のこころの動きを反省的に感じ取ることが大切であると思われるからである。

先の面接場面を再度取り上げながら具体的に考えてみよう。どちらの事例でも、筆者が母親との面接の中でいつも念頭に置いていたことは、子どもが母親に対してなぜ回避的行動をとりやすいのか、その理由がどこにあるのかということであった。両者のあいだにどのような気持ちの動きが生起し、回避的行動へとつながっていくのかということである。それを推測する手掛かりは筆者自身が母親との面接で感じたことの中にある。なぜかといえば、〈子ども－養育者〉関係の中で生起する気持ちの動きと同質のものが、養育者と筆者とのあいだにも同じように生起すると考えられるからである。

子どもが母親に対して関係欲求を抱きつつも回避的にならざるをえないのは、そこになんらかの近づきがたい気持ちが両者のあいだに生まれてくるからである。それは、養育者が子どもに対して関わる際に派生する刺激のもつ力動感である。具体的には、前者の事例で筆者が「母親の話に分け入ることが容易ではないな」と感じたことであり、後者で「母親のせっかちで先取り的な話し方にこちらの気持ちが萎えてしまいそうな感覚に襲われた」ことである。ここで大切なことは、養育者が何を語ったかというその内容ではなく、養育者の語りが筆者の身体にどのように響いたか、その力動感の質的内容である。このことを子ども自身も母親とのあいだで感じ取っていたがために、回避的にならざるをえなかったのではないかと思われるのである。

さらに忘れてはならないのは、このことが母親自身にもいえるということである。すなわち、養育者も子どもの気持ちに触れ合うような接近が困難であったがために、どうしても子どもとの遊びで先入観に囚われやすく、子どもの今の気持ちを感じ取ることを困難にしていたともいうことができるのである。

その後の面接過程を振り返ると、このような筆者の推測もあながち的外れではなかったことがみてとれる。実際の面接の中でそのことを母親に取り上げたところ、母親は自らの気持ちの動きに気付くことによって、それまでの対人的構え、つまりはある種の近寄りがたさが和らいでいる。そのことが面接の中で子どもの養育者に対して向けた態度の劇的な変化として如実に示されている。養育者自身が自らの気持ちのありように注意を注ぐことができることによって、それまでの対人的構えが緩み、そのことが〈子ども－養育者〉関係の変容へとつながっている。われわれが教えられるのは、いかに子どもたちがこうした場の雰囲気の変化、すなわち力動感を鋭敏に感じ取って動いているかということである。

おわりに

常日頃、筆者は面接で養育者と自分のあいだに流れている気持ちがどのようなものか、それはなぜ起こるのか、そんなことにさりげなく注意と関心を注ぎながら、養育者の話しに耳を傾けるように心掛けている。すると次第に、養育者の語る話の内容、つまりはことばの字義にはあまり気を取られないようになった。面接の中で子どもと養育者の関係を実際に動かしているのは、字面のレベルではなく、こうしたこころの動きであることを最近とみに実感するようになった。

養育者とわれわれとのあいだに流れる情動（気持ち）の動きが、子どもと養育者とのあいだにも流れていること、ここに〈子ども－養育者〉関係を見立てる際のもっとも大切なポイントがある。そんなことを痛感している今日この頃である。

第五章

「関係」からみたことば

原初的コミュニケーションからみた自閉症のことば

はじめに

自閉症にみられることばは、定型発達の図式に照らし合わせると、一見非常にユニークな印象を与えるため、これまで自閉症研究の中で常に中心的課題として注目されてきた。それは単に定型発達の単純な（量的な）遅れとしてとらえることは困難で、質的な障害（ＩＣＤ - 10）と見なされ、自閉症の成因を考える上でも重要な位置を占めてきた。ただ、これまでの言語発達とその病理を検討する際に取られてきた視点は、言語機能がどのような経過をたどって発達していくかという子ども自身の言語能力発達における評価を軸としたものであった。言語機能がどのようにして獲得されていくか、その発達過程を養育者との関係を含めてダイナミックにとらえていくというもっとも重要な視点がそこには欠落していた。

自閉症の一義的問題として再び社会性の発達が注目を浴びる中で、そもそも社会性はどのようにして深まり広がっていくのか、つまりはコミュニケーションの発達過程について再検討が求められている。本稿では、コミュニケーションの発達過程の中で、話しことばや身振りが生まれる以前のコミュニケーション、すなわち原初的コミュニケーションの生成過程との関連で自閉症にみられる〈話し〉ことばの問題をとらえ直してみよう（小林、二〇〇四）。

印象的な事例から

L男　成人期　自閉症施設入所〈知的発達水準〉重度精神遅滞

簡単な質問にもオウム返しでの応答が目立ち、ことばの理解は困難なことが多い。

乳児期、母親が抱っこすると丸太ん棒を抱きかかえている感じがした。母親になつくことなく、歩き始めると多動が目立つようになり、幼児期がもっとも烈しかったという。このころから洗剤やシャンプーの容器を集めて整然と並べることに没頭していた。喃語様発声が一時期見られたが、まもなく消失した。その後今日までことばはさほど増えていない。多動であったので、向精神薬（詳細は不明）を成人になるまで服用していた。二年間の就学猶予の後に、小学校の特殊学級に入学した。五年生で養護学校に転校。小学校時代、トイレへの関心が強かった他は大きな問題もなく、中等部、高等部を卒業した。

卒業後、ある入所施設に二年間いたが、周りの人々との発達レベルの差が大きく、みんなの動きについていけなかった。その後は通所施設に通い始めた。受け身的態度が目立ち、周囲の人の指示には従うので、比較的問題はなかったが、次第に意欲のなさが目立つようになっていった。数年前に現在の自閉症施設に移った。

激しい行動障碍は見られないが、意欲低下、自発性の乏しさが目に付く成人期自閉症である。いまだ母親をとても頼りにしていて、母親のそばを離れず、母親の手を握り続けているのが印象的であった。

入所当初は、周囲に対して警戒的な様子を見せていた。あることを思い立っても、それが思い通りにならないと、すぐに自傷を示すことがわかってきた。激しい自傷が入所当初は見られたが、指導員がL男を居室まで連れて行き、興奮が治まるまで手を握ったり、身体を抱いたりして、彼が落ち着くのを待った。そのような対応を重ねることによって、彼の自傷は次第にゆるやかなものになっていった。その後さほど大きな混乱もなく、指導員に少しずつ頼るようになり、何か困ったことがあると、すぐに指導員に助けを求めるようになった。

現在の施設の指導員が彼の自発的な行動を重視して接することにより、L男は入所後一年あまり経過したころから緊張は随分和らいでいった。指導員の応答にも自傷で反応することは激減した。ただ、周囲のそうぞうしい雰囲気をとても嫌がることはずっと続いていた。

しばらく観察しているうちに、L男が特に嫌がっている住人（当施設では入所している自閉症の人々をこのように称している）はY男であることがわかった。そこで指導員はL男が興奮しているとき、L男に「Y男くん、うるさいね」とか、「Y男くん、うるさくてイヤだね」と、彼の気持ちを代弁したつもりで声をかけたが、彼の興奮は一向に治まらなかった。まもなく、指導員のそばに寄ってきて〈サワイデイルネ〉と指導員に同意を得るかのようにしてことばを発するようになったが、指導員が同意して「そうだね」と応答すると、なぜか自分の手を自傷していた。Y男のそうぞうしさを嫌がり、〈Y男クン、入院シマスカ〉と指導員に語りかけた際に、指導員が字義通り「Y男くんは入院しないよ」と応えると、すぐさま自分の手に噛みついていた。Y男くんの存在に不快な反応を示していたことは明らかであったが、このころ、指導員はまだ彼の応答に戸惑いを禁じ得なかった。

二年ほど経過したころ、家庭の事情で週末施設に残らざるを得なくなった。そのときは表立っては混乱することもなく、平穏に過ごしたが、L男自身は母親と離れて生活することがとても不安であったらしい。Y男が騒いでいないときでも、〈サワイデイルネ〉と指導員に訴えることが多くなった。L男がこのように訴えるときは夕食時が多かったことに気づいた指導員が、L男に「Y男くん、夕食前でおなかが空いたと言っているんだよ」と話すと、意外にもL男の興奮が治まり、納得した表情になった。その後、騒いでいるY男を見てL男が〈サワイデイルネ〉と言ってきたとき、指導員は「Y男くん、おなかが空いて、ごはん食べたいと言っているんだね」と答えるように心がけると、L男はニコニコして納得するようになった。

しばらくしてL男が〈Y男クン、サワイデイル〉と指導員に繰り返し訴えかけるようになった。実際にはY男は騒いでいなかったので、思わず指導員が「Y男くん、静かだよ」と答えると、L男はなお〈Y男クン、サワイデイルネ〉と執拗に繰り返した。その後すぐに指導員は、彼自身が（おなかがすいて）落ち着かないことをこのように表現したのであろうと察しがついた。そこで「L男くん、おなかがすいたね。早くごはん食べたいね」と応じると、彼はニコニコしながらとても納得のいく表情を示した。このように指導員とのあいだでコミュニケーションが円滑に運ぶようになると、入所当初は自分の身体を触られるのをひどく拒否していたにもかかわらず、指導員に爪を切ってもらうことを受け入れるまでになった。

M男　関係支援開始時三歳四カ月　〈知的発達水準〉軽度精神遅滞

〈主訴〉ことばの遅れ、かんしゃく。

〈家族構成〉父（会社員）、母（専業主婦）とM男の三人。育児に協力的で優しい父親。母親も優しく、受容的である。

〈発達歴〉胎生期、切迫早産の危険性があって安静にしていた時期がある。三九週で吸引分娩にて出産。三カ月、首のすわり。七カ月、起座。一〇カ月、始歩。歩けるようになるまで、母親が抱っこをしていないと、泣いてばかりいた。人見知りははっきりしなかったが、初めての場所にとても敏感に反応していたのが印象的であった。一四カ月、バイバイと言うようになった。しかし、その後有意語はほとんど増えなかった。一歳半健診では様子を見るように言われた。三歳少し前に、自閉的傾向を指摘され、市の治療教室に通い始めた。

二歳半までに一〇まで数えられるようになった。「三」へのこだわりがあって、テレビのチャンネルも「三」、クイズの答えも「三」でないとパニックを起こす。些細な変化にも敏感に反応してパニックを起こし、話しことばはいまだ見られない。味覚にも敏感で、偏食が強い。

初回面接時の特徴は以下の通りであった。何かに興味が惹かれると、直線的に走っていき、手で扱おうとする。衝動性が亢進している。固執傾向が強く、同一性保持を認める。マイペースであるが、母親からスタッフにあいさつをしなさいと指示されると〈バイバイ〉と言って挨拶をする。要求があると母親の手を取って動かそうとするクレーン現象がある。印象的な姿勢として頻回につま先立ち歩きをしている。知覚過敏で、M－Uのカメラの動く音にも敏感に反応して、耳を塞ぐ。周りの人々に対して用心深い。

M－Uでの関係支援が開始され、当初の母親とM男のコミュニケーションのずれが次第に修復されていったが、母親はM男の一見独特なことばの使い方に戸惑うことも少なくなかった。しかし、M男の発語の意図を感じ取ることによって、母親は彼のことばのもつ意味を徐々に把握できるようになったころ（五歳六カ月）のエピソードである。

朝の外出時、母親がM男に靴を履かせようとすると、〈Pノクツ（Pの模様が入っている靴）ビショビショ〉と言って泣きそうになっている。M男の様子からは、どうもその靴を履きたくないらしいことはすぐに察しがついたが、昨日雨が降ったわけではないので、その靴は濡れていなかった。彼は母親が履かせようとした靴ではなく、以前履いていたお気に入りの靴を履きたかったようであった。そのことがわかった後すぐに母親は次のようなことを思い出した。ある日、雨が降って自分の気に入った靴が濡れて履けなくなってしまったことがあった。そのとき、母親は何度も「靴はびしょびしょで履けないね」と説明してやった。M男はそのことを記憶していたのであろう。〈ビショビショ〉と言えばその靴を履かないですむと考えたのではないかと母親は思ったという。

これら二例に認められた自閉症にみられる言語表現は、従来、主客転倒や隠喩的表現（Kanner, 1946）などの言語発達病理として論じられてきたものであるが、原初的コミュニケーションの生成過程の中で位置づけるとどのようにとらえ直すことが可能であろうか。

原初的知覚様態について

一般にわれわれは周囲にある（刺激）対象を自分とは別個の存在として区別してとらえている。そこでは主体（自分）と客体（刺激対象）は明確に異なったものとみなされている。しかし、乳幼児期早期においては、主体の動きや気持ちの変化によって主体と客体は一体化されやすく、そこでの対象の把握の仕方は非常に力動的になりやすい。このような力動化によって彼らにとって対象は生きているように見え、実際には生命のないものでさえ、ある内的な生命力を顕わにしているようにとらえられる。そこでは主体と客体は一体的、融合的な状態となっている。〈主体〉と〈客体〉というように分節化されず、〈主体－客体〉という未分節な状態にある。それと同じように、〈知覚〉過程、〈運動〉過程、〈情動〉過程などの心的過程も各々は分節化されて機能せず、〈知覚－運動－情動〉過程として合一的、共時的に機能していると考えられている。原初的知覚様態とは、このような対象世界の把握のあり方を意味している（Werner, 1948）。

われわれは体験世界をことばによって切り分ける（分節化する）ことによって意味づけ表現し、体験世界を他者と共有するという術を持ち合わせているが、このような原初的知覚様態に強く支配された子どもの体験世界の把握の仕方はわれわれのそれとは大きく異なっている。彼らは体験世界を分節化することはできず、生々しい〈知覚－運動－情動〉体験として記憶していると考えられるのである。

原初的コミュニケーションについて

原初的コミュニケーションとは先に述べた原初的知覚様態に支配された状態において展開するコミュニケーションの様態を意味するが、それはなんらかの媒体（話しことば、身振り）を介したコミュニケーション（これを筆者は象徴的コミュニケーションと称している）ではなく、直接的、無媒介的で、共時的、合一的なコミュニケーション世界である。そこでは情動が中心的役割を占め、あらゆる刺激のもつ動きの変化がとりわけ敏感に知覚される。情動の興奮や鎮静など、その高低、強弱、リズムの変化が鋭く感じ取られる。このような性質のコミュニケーションであるため、基本的には当事者自身はこのコミュニケーションの実態そのものを直接的に意識的にとらえることは困難である。つまりは意識の介在しないコミュニケーション過程であるというところに大きな特徴がある。

コミュニケーションの両義性とコミュニケーションの広がり

通常のわれわれのコミュニケーション世界も、けっしてことば（字義）のみによって展開しているのではなく、さほど意識化することはなくても気持ちが通い合い、互いの気持ちを察しながらことばを発するというように、情動（気持ち）が基盤に流れている。それなくしてはコミュニケーションが円滑に展開することは不可能である。このようにコミュニケーションは、字義的な側面と情動的な側面という両義的な性質が時と場合によって微妙な

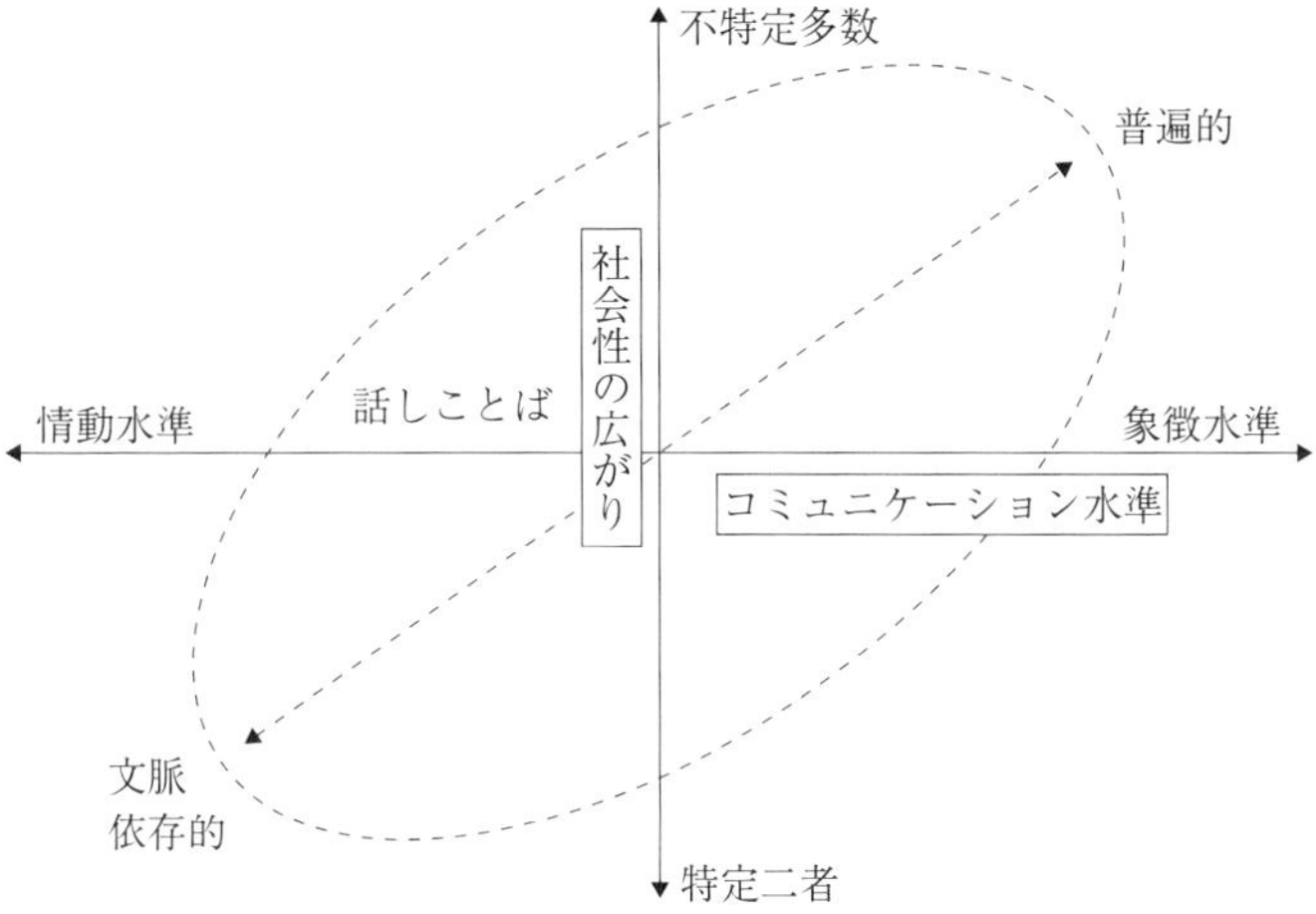

図11　コミュニケーションの両義性と社会性の広がり

バランスを保ちながら展開しているものである。このようなコミュニケーションの両義性はコミュニケーション世界の広がりと密接な関係にある。

図11に示すように、生まれて間もない子どもと養育者という特定二者間のコミュニケーション世界では情動水準のコミュニケーションに強く依存し、次第に社会性が広がっていくに従い、ことばや身振りといった象徴機能を有する媒体を介したコミュニケーションへと進展し、その媒体もより一義的で普遍的なものが志向されるようになっていく。

ここで重要なことは、原初的コミュニケーション世界にあっては、彼らの発する声やことばの意味が文脈に強く規定されていることである。ことばが一義的な意味を有さず、文脈を共有することによって初めて明らかになっていくところに大きな特徴があるということである。

情動水準のコミュニケーションである原初的コミュニケーションの段階からわれわれのようなコミュニケーション段階へと発達していく過程の内実はどのようなものか、そのことを発達論的に明らかにしていく作業が、自閉症のことばの問題を考える上で不可欠な課題となる。そこで先に提示した自閉症にみられることばを原初的コミュニケーションとの関係でどのようにとらえ直すことができるのであろうか。

L男のことばと原初的コミュニケーション

当初、L男自身も入所したことによる不安が強かったと思われるが、Y男のそうぞうしさが伝染するように不快な情動反応が引き起こされ、L男の不安をさらに増強させるような状況にあった。このときのL男の状態は、他者の情動状態に同調するようにして自らにも不快な情動が引き起こされてしまうという、原初的知覚様態特有の一体的、融合的な体験となっていたことが推測される。その後、自分に同様の不快な情動が生じた際に、彼の中には過去のY男のそうぞうしい苛立った状態をともにした情動体験が想起されたのであろう。自分の中に同じような情動が引き起こされた際に、その表現型として〈Y男クン、サワイデイル〉と言わしめたのではないかと考えられる。

本来われわれであれば、以前Y男くんが苛立って騒いでいたときのように、今の自分は苛立っています、と表現すべきところであろうが、彼は〈Y男クン、サワイデイル〉と、まるで実際にY男くんが騒いでいるかのように表現している。厳密に字義的に見ていくと、そのように受け止めざるを得ないが、実際のL男は自分の苛立ちを表現して、なんとかしてほしいという気持ちを伝えたかったのである。そのことはその場の指導員の適切な対応によって確かめられている。ここで注意を要するのは、L男にとっては〈Y男クン〉〈サワイデイル〉などのようにことばそのものが本来の分節化された意味を担っているのではないということである。彼が〈Y男クン、サワイデイル〉と言って表現したかった体験とは、まさにY男がそうぞうしくしていた際に自分も同様に苛立った不快な情動状態にあったという一連の文脈全体を指しているのであって、〈Y男クン〉が〈騒いでいる〉というふうに分節化された状況の説明ではなかったということである。ここに〈主体〉と〈客体〉とが分節されていない心的体験としての〈主体－客体〉の融合した原初的コミュニケーション世界をうかがい知ることができる。

M男のことばと原初的コミュニケーション

M男のエピソードでは、お気に入りの靴を履きたくても雨に濡れたために履けなかったという過去の不快な〈嫌な〉体験が記憶され、その後再び同じような不快な場面に遭遇したことによって、過去の体験が想起されていることがわかる。ここで過去の記憶を想起させたのは、お気に入りの靴を履きたいのに履けなかったという不快な情動を中心とした体験であることが推測されるが、彼にとってそのときの体験は、雨が降った、靴が濡れた、その靴が履けない、だから悲しいなどと分節化されて記憶されていたのではなく、そのときの体験は情動体験を中心に、文脈全体が未分節な形で記憶されていたのであろう。その情動体験とともにもっとも印象深く〈強烈に焼き付いて〉記憶されたのが母親の語ったことば〈……ビショビショ……〉であったのである。

このように考えていくと、彼の発した〈ビショビショ〉ということばの背景には、ある日のお気に入りの靴が雨に濡れて履けなくて嫌だったという体験全体が生き生きと想起されていることが想像される。すなわち、このような体験全体は「地」として背景に流れながら、〈ビショビショ〉ということばが彼には印象深く記憶され想起されたことによって、このことばは図として機能しているということができる。ここにみられる記憶は、単に知覚、運動、情動、各々のいずれの心的過程が切り分けられた形ではなく、なまなましく未分節な形で記憶されているが、その際に記憶想起の引き金となっているのは、不快な（嫌な）情動であると考えられるのである。

原初的コミュニケーションと関係発達支援

原初的知覚様態が活発に働いている自閉症の人々は、われわれのように対象を切り分けることなく、知覚し、記憶している。対象とどのような文脈の中で関わり、そこでどのような体験をしたか、それを包括的に〈知覚－運動－情動〉体験として記憶していると考えられる。そこでは彼らは（刺激）対象と融合し、一体となって事象を体験している。そのように体験世界は記憶され、その後同じような情動状態になった際に、その体験世界の記憶がなまなましい形で想起される。その際、彼らがその体験世界でもっとも印象的に記憶に留まっている「ことば」や「行動」を再現して、彼らなりの表現がなされているのである。

ここで重要なことは、彼らの想起を促しているのが、ある種の強烈な情動体験であること、そしてそれに付随して記憶されたことばや行動が再現されている。つまり、あることばや行動は彼らのある情動体験世界が想起されていることを示すとともに、その中で彼らの自己主張（表現）を促したのが、その情動記憶であるというところである。

こうしてみると、彼らの発する一見理解困難な表現の裏には、彼らのある強烈な情動体験の記憶が存在していることがわかる。その情動体験の中身が共有されることによって、初めてわれわれは彼らの体験のもつ意味をとらえることができるが、それを把握するための重要な鍵は、われわれが彼らの気持ちのありようそのものを感じ取る（共感する）ことができるか否かである。

われわれは彼らの「ことば」を聞くと、まずは「ことば」の持つ一般的意味（字義）を思い浮かべ、理解しようとするが、原初的コミュニケーション段階において、自閉症の人々のことばには本来ことばが持っている分節化された字義的意味合いはきわめて薄く、彼らの〈知覚－運動－情動〉体験の記憶とそこでの強烈な情動体験に大切な意味があるということである。

ここでわれわれにとって関係発達臨床上重要な関わりは、彼らの表現したい気持ち（つまりは「いま、ここで」の気持ち、あるいは過去の想起している体験内容の情動的意味）を共感的に理解し、それにふさわしいことばで投げ返す（映し返す）ことである。

彼らは自分の体験世界の（常識的）意味を獲得することに多大な困難を抱えていることは確かであるが、それは彼らがその体験そのものをもつことができないことを示しているのではなく、「いま、ここで」彼らの（情動的に）体験している内実をわれわれの文化的枠組み（ことば）で切り分けることが困難であることを意味している。ここに自閉症児のことばの問題の本質があると考えられる。よって、われわれが自閉症の人々のことばをはぐくむためには、単に上辺のことばを与えるようにして教えるのではなく、彼らの体験様式を共感的にとらえ直し、その体験世界にふさわしいことばによって映し返していく作業が求められているのである。

■文　献

Kanner, L. (1946). Irrelevant and metaphorical language in early infantile autism. American Journal of Psychiatry, 103, 242-246.
小林隆児（二〇〇四）『自閉症とことばの成り立ち―関係発達臨床からみた原初的コミュニケーションの世界―』ミネルヴァ書房

Werner, H. (1948). Comparative Psychology of Mental Development. New York, International University Press.（鯨岡峻、浜田寿美男訳（一九七六）『発達心理学入門』ミネルヴァ書房）

広汎性発達障碍と創造性
――原初的知覚様態と原初的コミュニケーション

はじめに

新しいものを作り出すという創造性が、広汎性発達障碍（ＰＤＤ）において独特な形で認められることはカナー（Kanner, 1943）の記述以来、常に注目されてきた。瞬時のうちに微細な構造を正確無比に描いたり、一度聞いた音楽を正確に楽器を用いて再現するといった、特異な記憶に基づくものもあれば、独特な感性を描画や音楽などを通して表現するものなどがよく見聞する例である。

たしかにそのような独特な形で表現された作品を目にすると、われわれはその独自の視点や感性に少なからず感動を覚えるが、それらはＰＤＤとされる障碍の本質とどのような関連性があるのであろうか。俗に、「天才と狂気は紙一重」と言われてきたように、ある特殊な才能とこころの問題はどこかで深く関連し合っていることは経験的によく知られている。では、ＰＤＤと創造性とはどのような関係にあるのであろうか。

事象や対象の独自性と共通性

われわれが日々体験していること自体、同じ自分が体験したものであったとしても、何ひとつ同じものはなく、常に日々新たな体験である。毎日習慣化されていることであっても、厳密に見ていくと各々の体験は似て非なるものである。

同じように、われわれの身の回りに存在するさまざまな対象においても、たとえば「すいか」ひとつとっても、スーパーの店頭に並んでいる「すいか」一つひとつはすべて色、形、重さなどは異なり、どれひとつとして同じ「すいか」はない。

このようにわれわれの日常世界における事象や対象には、どれひとつとして同一のものは存在せず、各々独自性をもつ。しかし、われわれはそれらの中からなんらかの共通性（属性）を取りだして、たとえばそれを「すいか」などと称している。このように似通った事象や対象の共通した一面を取り出して、ことばで表現している。このような精神的営みは「抽象化」あるいは「象徴化」といわれるものである。このことによって、われわれは（知覚）体験世界を他者と共有することが可能になり、コミュニケーションも可能になる。もしもそのような営みが困難であれば、われわれの各々の（知覚）体験世界は永遠に他者と共有されることなく、独自の世界で生き続けるしか術がなくなってくる。

未分節な体験世界とことばによる分節化

このように、われわれが個人的に体験する世界は、本来一回性で、独自性をもち、再現は不可能である。しかし、われわれは自分固有な体験であっても、他者と共通な一面を取り出し、「ことば」によって切り分けて記憶することができる。その結果、われわれは自らの体験を他者と理解し合うことが可能になる。本来、体験世界は未分節で独自性の強いものであるが、ことばによって体験世界を切り分けることにより、他者との共有世界を持つことが可能になる。このようにして、未分節な体験世界はことばによる分節化を通して、共同性を有することになる。

私的体験版と共通体験版

以上のことから、体験世界そのものは本来私的体験版ということができるが、「ことば」で表現されることによって共通体験版となる。

本稿のテーマである創造性について考えるとき、この私的体験版こそ創造性の起源であることはすぐに気づかされるが、ここで重要なことは、唯一無二性という性質をもつ私的体験版が「ことば」によって一般化され、共通体験版となっていく過程で、その唯一無二性が次第に薄らぎ、消退していく危険性を孕んでいることである。「ことば」を獲得することが、両刃の剣ともいわれるゆえんである。「ことば」を獲得することが、共通認識を可能にする一方で、事象や対象の多様な側面を、一面的で常識的なとらえ方で固定的に切り分けてしまうという危険性をも孕んでいるのである。

生活体験にみられる独特な着眼点

N男　一歳八カ月

まだ発語はなく、歩くことができない。精神運動発達の遅れをともなった自閉症児である。

彼はMIUで床にころがっているたくさんのボールを手で扱い、ボールが動く様を見つめながら追いかけることに夢中である。周囲の大人の存在にはまったくといっていいほど関心を示さない。動きが止まったときに母親が頬ずりしようと近寄ると、顔を背けて母親に背中を向けてしまい、ふたたびボールに夢中になって動き回っている。

治療が始まってしばらくは、そんな自閉的行動が目立っていたが、少しずつ周囲の大人の存在に関心を向けてくるようになったころである。女性治療者が彼から背を向けて床にすわっていると、おもむろに背中を彼女に向けながら、後ずさりするようにして近づいてきた。こちらに関心を向けて相手をしてもらいたいのかなと気づいた彼女は、すぐに方向を変えて彼の前まで回って相手をしようと移動した。すると、彼はすぐさま反対方向に回転して彼女に背を向けてしまった。

このようにN男は対人接近に対して強いアンビヴァレンスを示していた。そのため一緒に何かで遊ぶことも容易ではなかった。

治療開始直後のあるセッションで、N男は、はいはいしながら治療室に置いてあった「パンチング・ドール（起きあがり小坊師）」のそばに寄っていった。そばで付き合っていた母親は相手をしようとしてそれを思わず手で何度か押して左右に揺らした。するとN男はひどく怒り、手でそれを押さえてじっと「パンチング・ドール」の裏面を眺めていた。そこには注意書きの文字とマークが記されていたが、N男はそれに見入っていたのである。

ＰＤＤにおいて顕著に認められる障碍は、単に対人関係障碍として表面化するのみでなく、彼らが環境世界をとらえる際にも、その独自性が際立ってくる。われわれは事象や対象を前にしたとき、暗黙のうちに獲得したある枠組みでとらえている。そのようにしてわれわれは環境世界を共同性のあるものとしてとらえ、共同生活を営んでいる。しかし、ＰＤＤでは本来暗黙のうちに獲得された枠組みで環境世界をとらえるということが困難であるために、N男に示されたように事象や対象を彼ら独特な視点のもとにとらえている。このことは彼らの体験世界がわれわれのそれとは大きく異なった独自性の際立ったものであることを推測させる。

独自性の強い世界と共同世界

しかし、ここで問題としなければならないのは、単にこのような極度に独自性の強い世界に生きていることが、創造性を生み出すことに直結しないということである。独特な着眼点や感性を大切にする一方で、われわれとの共同世界をも志向する営みが平行して行われて初めて、彼らも生きる喜びを体現し、世界を輝きのあるものとしてとらえることができるようになり、その表現形態がわれわれに感動をもたらすものとなっていくように思われる。

では彼らの感性がどのようにして共同性を帯びていくかを考えてみよう。以下に示す事例もＭＩＵで経験したものである。

多様な対象に孕まれた共通の性質――原初的知覚様態としての力動感

D男　関係支援開始時三歳三カ月　自閉症　〈知的発達水準〉中等度精神遅滞（六三頁参照）

D男母子への関係支援開始から二年近く経過したころ、母親と一緒にいろいろな体験を積む中で、母親が発するせりふを独特な仕方によって自分でも使うようになってきたころのあるエピソードである（小林、二〇〇〇、一二〇－一二二頁）。

〈D男の母親の日記より〉

いまだことばにはほど遠いが、要求の声、質問の声、痛い、かゆいなど、意味のある声が多く出る。絵本を見ながら、尖っている葉を指さして「イタイ、イタイ」と言う。このころ、このフレーズをよく使って、尖った所やペンキがはげている所も指さして、「イタイ、イタイ」と教えにくる。

母親はこのエピソードを回顧して、数年後以下のように語っている。

〈D男の母親の回想〉

五歳になって、初めての花火を不思議な光として見つめていたとき、不運にも小さい火傷を負ってしまった。その痛みを癒すのに、D男が初めて私に抱かれに来てくれた。M－Uでの関係支援開始から半年程して、D男が物にぶつかると「ぶつけて、痛かった」と報告に来てくれるようにはなっていたが、高熱に苦しんでいるときや本当に辛いときはまだじっと一人で耐えて私を寄せ付けてはくれなかったので、意外な気がした。D男は私に痛い指を見せて訴えた後、しばらくしてシクシクと泣き出し、次第に「エーン、エーン」と大泣きになった。D男には申し訳ないが、初めて本当に痛いときに来てくれたのが嬉しい気持ちで、D男を抱いて背中をさすりながら体をゆらしていたら、泣き声が少しずつ小さくなってきてその内にスッと眠ってしまった。時間にして三〇分くらいの私の幸せな気持ち、D男も私の胸で痛みからだんだんと幸せな気持ちになってそのまま眠ってくれていたらうれしい。

その後、自分の怪我の痛く甘い経験からだろうか、木の皮がめくれていたり、ペンキがはげているのを見つけて「イタイ、イタイ」と指を指して教えてくれる。絵本でお城が後光をさしてピカピカと描かれていると、その尖った先端をさして「イタイ、イタイ」と言う。そのどれもが泣き顔と甘えた声をつくっているところがかわいらしい。こんなときは、あの初めて火傷を負った夜の痛くて幸せな気持ちと似ているのだろうか。

道端に柵のように横一列に並べられた石を見て「は（歯）」。見るとおかしくなるくらい歯そっくりに四角い石が並んでいる。そんなD男の世界に触れていると、私も幼いころにお風呂場の天井にできた染みの中から「きりん」の形を見つけたり、D男のように木の葉の生い茂った輪郭から当時大好きだったいろいろな動物を探し出すのにずいぶん時間を費やしていたことを思い出す。私は動物でD男は地図という違いだけで、同じ遊びを一人心の中で楽しんでいたのである。大人になって忘れてしまった、飽きることがない遊びのひとつである。


怪我をした際の痛みの体験と、木の皮がめくれた箇所、ペンキがはげている箇所、お城が後光をさしてピカピカ描かれているようすなどがD男の世界にあってはある共通な性質を感じさせたのであろう。それが彼の〈イタイ、イタイ〉という表現に示されている。これらの対象は一見すると多様であるが、すべての対象に共通する形を発見することができる。このような対象の形や動きを敏感に感じ取ることを可能にしているのが力動感、すなわち原初的知覚様態とされるものである。自分が過去に知覚した痛みの力動感と同質のものをそこに感じ取ったからこそ、〈イタイ〉と思わず表現している。D男にとってそのような形を同じような生命感あふれる情動で知覚している。さらには、このようにD男を表現に駆り立てているのは、そのように感じ取ったものを母親と共有したいという関係欲求の高まりであるということである。

多様な対象に感じ取る力動感と力動性の輪郭

先にも述べたように、さまざまな異なった対象のもつ属性の中で共通のものを見出し、それを何らかの媒体によって表現する働きを象徴化、抽象化と称していることを考えると、その原型としての体験様式をここに見出すことができる。力動感によって知覚された対象の形態のもつゲシュタルト性と、心地よさを伴った痛みのもつゲシュタルト性、さらにはそこで発せられた〈イタイ〉という発語のもつゲシュタルト性、各々すべてにわたって共通した特徴がある。それは、音声の力動感が有する動きの輪郭と対象の形態のもつ輪郭、そして音声のもつ音の調子の輪郭いずれにおいても認められる、共通した力動性（活動性）の輪郭（activation contour）（Stern, 1985）である。

原初的知覚様態と原初的コミュニケーション

このような独特な知覚様態は、けっしてＰＤＤに特異な現象ではないが、ＰＤＤにおいてはいつまでも言語認知機能の獲得に困難さを有するがゆえに、加齢を経ても原初的知覚様態が活発に働いている（小林、一九九九）。ＰＤＤは原初的知覚様態の働きによって機能しているともいえる原初的コミュニケーション（情動的コミュニケーション）の世界に強く依存して環境世界と関わり続けていることを考えると、感性がいつまでも鋭敏に働いているということになる。このことが彼らの独特な創造性を可能にしている大きな根拠のひとつともいえるであろう。

隠喩的構造をもつ自閉症のことば

自閉症にみられることばの特徴のひとつとしてよく知られているのが隠喩的表現（Kanner, 1946）である。この現象は、彼らが一見何かを喩えているように見えても、本人は意識してそれを用いているのではなく、意識の介在しない過程によって行われている表現活動であるところに大きな特徴がある（小林、二〇〇四）。

O男　自閉症　〈知的発達水準〉最重度精神遅滞　青年期　施設入所中

施設に入所当初は、激しいこだわり行動、自傷、他害、パニックなどを呈し、強度行動障碍と診断されている。

〈入所時の状態〉不安・緊張が非常に強く、他者の言動に対してことごとくそれを被害的、迫害的に感じ取り、自傷や他害が誘発されやすい。過去の不快な体験がさかんに想起されるのか、タイム・スリップ現象が目立ち、彼の行動には強い強迫性が感じられる。彼と関わる際には、指導員も何をされるかわからないという不安をいつも感じて緊張しやすい。

〈入所後の援助経過〉O男は入所時から不安・緊張が強く、他者の言動に対してとても被害的、迫害的に感じやすい傾向が顕著だった。指導員から褒められても、禁止のことばをかけられても、自分の掌を噛むという自傷をはじめ、施設内に響きわたるほどの大きな声で、「オ姉チャンクルヨ～」、「オ姉チャントコ（お姉ちゃんのところに）イク～」、「モウ　ゴマオサツ　シマットイテ～」、「×××チャンチ（×××ちゃんの家に）イッチャダメネ」、「人ノホッペサワッチャダメナノ～」など、指導員にはとてもわかりにくいせりふを叫びながら歩き回っていた。その発声はほとんど絶叫調で、思わず耳を塞ぎたくなるほどであった。しかし、彼は指導員の神経を逆なでするかのように、毎日そのようなせりふを執拗に繰り返していた。ときにはわざわざ指導員の目の前に来て、唾を飛ばしながら叫んでいた。その表情は苦痛に歪み、切迫感に満ちて、とても悲しそうに見えた。必死に何かを訴えてきてはいるが、彼のことばの意味を考えてもさっぱりわからないことが多かったのである。こちらが「そう、お姉ちゃん来るの」とか、「ごまおさつって何?」などと尋ねると、とても嫌な顔をして目の前から立ち去っていくのだった。あまりのうるささに「静かにしてね」などと言おうものなら、さらに大きい声を出し、その後しばらくその指導員の顔を見ただけで自傷を繰り返していた。

彼の独特な表現に困惑しながらも、指導員は彼とのコミュニケーションがどのようなときにうまくいくかいかないかを試行錯誤の中で確かめるうちに、彼のせりふには彼固有の歴史が反映していることがわかってきた。彼が小さいころから、姉は自分が困ったときに助けてくれるという頼れる存在だったのである。そのため彼が何かに困ったときには「オ姉チャン」というせりふを発するのだろうと推測できるようになった。

〈ゴマオサツ〉という表現は、とても機嫌の悪いときにだけ使われていたが、じつはこの「ごまおさつ」は冷凍食品の名前であった。彼が養護学校の高等部でずっと不登校をしていたとき、担任が毎日彼を迎えに来ていたという。その際、彼は必ずこの「ごまおさつ」をひとつトースターで温めて食べてからしぶしぶ出かけて行っていたというのである。そのときの気持ちと似たような感情が沸いてきたときに、どうやらこの「ごまおさつ」という表現を使うことがわかってきたのである。

このような彼のことばの背景にある歴史を推測できるようになると、次第に指導員に心のゆとりが生まれた。彼の切迫したせりふが発せられても、せりふの字面の意味にはとらわれず、どんなときに、どんな表情で、どのような気持ちで言っているのかを念頭に置いて受け止めることを常に心がけるようになった。

すると〈オ姉チャン〉ということばが出たときには、何か困ったことが起こったときが多く、〈ゴマオサツ〉が出てきたときは何か嫌なことがあったとき、というようにそのことばが出てきたときの彼の気持ちが少しずつわかるようになり、彼が何か訴えてきたときに、「ごまおさつだねー」とは言い返さずに、「そう、何か嫌なことがあったね〜」とわれわれが通常用いることばで彼の気持ちを表現し直して、彼の口調を真似ながら返していった。すると、彼はパッと表情を輝かせ、〈（嫌なことが）アッタネ～〉と言い、それまで大騒ぎしていたのが嘘のように静かになることが増えていった（斉藤、二〇〇五）。

〈ゴマオサツ〉と隠喩的表現

施設内でO男が頻回に発していた〈ゴマオサツ〉ということばは、養護学校高等部時代、担任が家庭に自分を迎えに来たために学校に行かされたときの嫌な情動体験と類似の情動体験を意味して発せられている。つまり、彼のことば〈ゴマオサツ〉の真意は、〈ゴマオサツ〉を食べてから学校にいやいや行かされたときのように、今の自分は嫌な気持ちだということである。このような表現は隠喩的表現というにふさわしいものであるが、O男自身はそのような意図で用いているのではないことは確かである。このように、PDDにみられることばは隠喩的構造をもつことが少なくない。

隠喩と私的体験版

O男はいやいやながら学校に行かされたときの気持ちをこのように表現しているが、この表現内容はO男のみの唯一無二の体験で、私的体験版といえるものである。このように自閉症にみられることばの意味は、その歴史性を含んだ文脈に強く規定されているため、多くの人には理解しがたいものがあるが、彼らと生活を共にし、彼らの生活史の背景を深く理解したときにはじめて彼らの独特な表現の意味が理解できる。その点では相互理解が可能になったときには大きな感動すら覚える。それは本人自身の作為的、意図的な営みでないがゆえに、より一層感動的なものとなる。

M男　自閉症　五歳二カ月（一五一頁参照）

MIUでの関係支援開始後、二二カ月ほど経過したころのことである。最初のころに比してはるかに母親との関係は安定し、抵抗なく母親に甘えるようになっていた。このころには母親の語りかけることばをさかんに取り入れるようになってきていた。そんなある日のことであった。

母子一緒に外を歩いているときに、台風一過でその日はかなり暑かった。歩いていると、ふとM男が「サムイ（寒い）」と言った。母親はこの数日と比べても暑いと感じていたので、思わず「暑いよね」と言い直して応答した。すると、またM男は「サムイ」と同じように繰り返した。そこで母親はなぜ彼は「サムイ」と言ったのだろうかと考えた。まもなく、M男はビルの日陰に入ったときに「サムイ」と言っていることに気付き、なるほどと感心したという。

子どもの体験世界と養育者の体験世界

ここに示されたエピソードもとても感動的である。M男は微妙な体感温度の変化を敏感にとらえ、すぐさまそれをことばで表現して母親に伝えている。その日は確かに暑かったが、ビルの日陰に入るとひんやりとした涼しさを感じさせ、そのような微妙な気温の変化を敏感に感じ取ったM男は、その体験を〈サムイ〉と表現したのである。

このような両者の体験に大きな違いが起こっているのは、体験世界を意味づけする背景としての文脈の相違に起因しているということもできる。M男にとっては微妙な体感温度の変化、散歩時の周囲の風景の変化など身近な風景がこのような〈知覚－情動〉体験の背景にあったが、母親においてはこの数日の天候の変化という大きな時間軸を含めた文脈が背景にあったのである。このように、体験や対象のもつ意味は当事者の体験世界における文脈に強く規定されるということがわかるが、M男の体験世界がいかに繊細な〈知覚－情動〉体験に根ざしているかを教えてくれる貴重なエピソードである。

おわりに

ＰＤＤに独自な世界と豊かな創造性を発見することは少なくないが、それを彼らの特殊な才能のためであると矮小化してはならない。原初的知覚様態がいつまでも活発に機能していることや対象や事象を独自な視点でとらえていることは、ＰＤＤの障碍の本質と深く関連している。

ＰＤＤに認められる対人関係障碍をもたらすのは、彼らに認められる関係欲求をめぐる強いアンビヴァレンスのためであると思われるが、その結果、いつまでも特定二者間コミュニケーションからの広がりが生まれがたい。そのため彼らの体験世界は感性に強く依存したものとなり、ことば文化によって自らの体験世界を他者と共有することが困難となる。このことが彼らの表現型を独自性の強いものとしているのである。

したがって、われわれは彼らの独自性や創造性にのみ心を奪われるのではなく、彼らが内面で抱いている共同性の志向（関係欲求）を保証し、支援していくことによって、はじめて彼らも自己を積極的に表現していく勇気をもつのであろう。その結果生まれる彼らとわれわれとの共感の世界が、大きな感動を呼ぶのである。そのようにして、彼らに内在する創造性が開花して初めて、彼らも生きる喜びを実感するのではないかと思う。

■文　献

Kanner, L. (1943). Autistic disturbances of affective contact. Nervous Child, 2, 217-250.

Kanner, L. (1946). Irrelevant and metaphorical language in early infantile autism. American Journal of Psychiatry, 103, 242-246.

小林隆児（一九九九）『自閉症の発達精神病理と治療』岩崎学術出版社

小林隆児（二〇〇〇）『自閉症の関係障害臨床―母と子のあいだを治療する―』ミネルヴァ書房

小林隆児（二〇〇四）『自閉症とことばの成り立ち―関係発達臨床からみて原初的コミュニケーションの世界―』ミネルヴァ書房

斉藤（原田）理歩（二〇〇五）「青年期・成人期（一）日々積み重ねていくもの」（小林隆児、鯨岡峻編著）『自閉症の関係発達臨床』一五六 - 一八一頁、日本評論社

Stern, D. (1983). The interpersonal world of the infant : A view from psychoanalysis and developmental psychology. Basic Books, New York.（小此木啓吾、丸田俊彦監訳／神庭靖子、神庭重信訳（一九八九／一九九一）『乳児の対人世界　理論編／臨床編』岩崎学術出版社）

第六章　主体性をはぐくむ

主体性をはぐくむことの困難さと大切さ
――幼児期と青年期をつなぐもの

はじめに

今日の障碍者福祉の世界では、当事者への福祉的援助を行う際に自己決定の重要性が叫ばれている。当事者主体の援助を考えていこうというわけである。当事者の主体性を大切にした援助自体には誰も異論を差し挟まないであろうが、いざ彼らの主体性について具体的に考えていくと、大変むずかしい問題であることがわかる。とりわけＰＤＤにおいては障碍理解の根幹に触れる問題であるといってよい。

アスペルガー症候群（ＡＳ）の青年期例より

P子　初診時一七歳（高校二年生）〈知的発達水準〉正常

〈発達歴〉現在、両親とP子の三人家族。近くに父方祖父母が住んでいる。

満期正常分娩で出生。出生時の体重二八〇〇グラム。人工栄養で育つ。身体運動発達に特別な遅れはなかった。初歩や発語も遅かったという印象はない。その後、目立った言語発達の遅れはなく、ことばをよくしゃべっていた。しかし、発話は単語の羅列が多く、円滑な会話は困難であった。母親と祖母が主たる養育者であったが、どちらにも人見知りや後追いを見せることなく、育児に手はかからなかったという。ただ生後二カ月のころ、父がハーモニカで荒城の月を吹いたら、急にべそをかいたり、カーテンの模様にこだわるなど気むずかしい面が多々あった。幼児期からある雑誌をずっと持ち歩くというこだわりが見られ、寝るときにさえ枕元に置いていた。それでも当時は、親もさほど心配することもなく、幼稚園から小学校低学年まで平穏に経過し、他児に比して学習面でさほど見劣りすることもなかった。

小学校高学年ごろから、P子は他人とものの感じ方が違うことを強く意識し始め、たびたびパニックを起こすようになった。中学に入って、仲間から無視されるといういじめを体験し、深く傷つき、まもなく不登校となった。中学二年のころ、死に関する不安を訴え、一〇日間ほど死ぬとはどういうことかという思いが頭から離れず、不安で落ち着きがなくなったという。そのときは母親がなんとか説得してことなきを得たが、その後、高校に入学したものの再び不登校となった。二年間休学中、筆者のもとに紹介されて母親同伴で受診となった。

これまでの発達経過の特徴から、幼児期に言語発達の明瞭な遅れは認められなかったが、乳幼児期から一貫して他者との対人関係の成立に基本的な問題を有し、独特な強迫的こだわりを示していることから、ASと診断された。

初診当時、P子は母親をはじめとして他者の言動に対して非常に過敏に反応し、言葉尻に強く囚われていた。P子が初診時語った苦しみの内容は以下のようなものであった。

およそ一年前からのことであるが、何もすることがなくてテレビを見ていたら、他人がやっていることを自分もやりたいと思うようになった。しかし、周囲の人たちからやってはいけないと言われているように思うようになって苦しくなった。細かいことをいろいろ気にしてしまう。人の動作とか、人の言ったこと、やったことを見ると、そんなことができてうらやましいなと自分は思って、自分はこんなことをやってはいけない、できなくなる、周りからやってはいけないと言われるのではないかと思い込んで、どんどん苦しくなってしまう。両親はやっていいよ、自由にしなさいと言うけれど。自分の嫌いな人がやっていることを見ると、今自分がやっていることと似ているように見えてくる。周りの人はそんなふうにしなくていいんだよと言うけれど、自分ではやらねばならないと思い込んでしまって。だから周りの人が信じられなくなってしまう、というのであった。

自我同一性の確立が最大の発達課題となる青年期においてASの人々のこころの発達上の危機がどのような形で表れてくるのかをP子の苦悩は教えてくれる。

P子の訴えは、自分の中にこうありたいという気持ち（自我理想）が高まると、それを誰かから否定されるような気持ちが起こるために、いつも自分が望むような行動を主体的（能動的）にとることができないというものである。学童期から思春期にかけて、子どもたちの自我理想が高まり、憧れの対象に対する強い同一化（取り入れ）が起こるが、P子にもそのような強い同一化の心性をみてとることができる。しかし、P子の場合は、憧れの対象のようになりたい、対象に近づきたいという欲求が強まると、それに抗するように、周囲の人からそのようにしてはいけないと言われているように思う、つまりその対象から回避しなければならないという気持ちが強まってくる。取り入れをめぐる強い葛藤がP子の苦悩の中心にあることがわかる。

取り入れをめぐる葛藤と関係欲求をめぐるアンビヴァレンス

このような取り入れをめぐる強い葛藤は、対象（他者）といかに関わり合うか、その関わり方の特徴を示している。ここですぐに想い起こされるのが、乳幼児期早期のＰＤＤに顕著に認められる養育者に対して向ける関係欲求をめぐるアンビヴァレンスである。彼らは養育者と関わり合いたいという気持ちを抱くものの、いざ養育者が関わり合おうとすると回避的な反応を示す、その一方で養育者から放り出されるとかまってもらいたいという思いが強まっていく。そのため両者のあいだで関係の悪循環が生まれ、関わり合うことの難しさはどんどん肥大化し、その結果、多様な臨床上の問題が生まれてくると考えられる。

このような乳幼児期の子どもと養育者との関わり合いが、その後の彼らのこころの発達にどのような影響を及ぼすのかを考える上で、この事例に認められた取り入れをめぐる葛藤は大変に興味深い。すぐに気付かされるように、Ｐ子の内面の取り入れをめぐる葛藤と乳幼児期のＰＤＤに特徴的な養育者に対する関係欲求をめぐるアンビヴァレンスは、対人的構えにおいて同質のものである。乳幼児期の対人的関わり合いの体験の蓄積が子どもたちのこころに内在化（内的ワーキングモデル）して、今のＰ子のこころのあり方を特徴づけている。乳幼児期のＰＤＤの子どもたちに認められる関係障碍の質的問題が彼らのこころの発達に色濃く影を落としていることをそこに見出すことができるのである。

乳幼児期には関係欲求の主たる対象は養育者であるが、思春期になるとそのような対象は憧れの人物へと変化していく。その憧れの対象を取り入れ、それが核となって、思春期における自己像（自分らしさ）が形成されていくというのが本来の思春期の同一性獲得の過程であることを考えると、Ｐ子に認められた取り入れをめぐる葛藤は、思春期の自我同一性の形成過程の根幹をゆさぶるほどに大きな意味を持っている。それは主体性の問題としてとらえることもできるように思う。

主体性の問題の起源をめぐって

青年期ＡＳに認められる「主体性」の問題の起源が乳幼児期早期の養育者との関係の質と関連しているとすれば、それはどのような形で具現化しているのであろうか。ＭＩＵで経験した事例を通して考えてみることにしよう。

母子分離と母子再会場面における母子コミュニケーションの特徴

ＭＩＵでは初回セッションでＳＳＰ（図5、四五頁参照）を実施している。ＳＳＰはアタッチメント・パターンの評価法として世界中で広く実施されているものであるが、われわれは単にアタッチメント・パターンを判定するということに力点を置かず、母子分離と再会の際に認められる相互の反応のあり方に着目しながら実施している。そこでの相互の反応を通して母子コミュニケーションの機微をとらえることができるのではないかと考えているからである。彼らの対人的態度にみられるアンビヴァレンスは、ＭＩＵで対象となった事例すべてにおいて認められるが、その中から典型的と思われる例をひとつ取り上げる。

B子　初診時一歳九カ月（四七頁参照）

〈SSPでの特徴〉

②母子二人で自由に遊んでいるとき、スタッフの存在に気後れや人見知りすることなく、玩具に興味を示してひとり

で遊び始めた。母は一緒に遊ぼうとしていろいろと働きかけていたが、B子はほとんど反応を示さず、下を向いたり、背を向けるなど、母に対して回避的な反応が印象的であった。そんなB子に対して、母はどうしたらよいか途方にくれているようで、遠く離れたところで正座をしてB子の様子をみていた。

③ストレンジャーが入室すると、B子はボールテントの出入り口のところから覗いてストレンジャーを窺っていたが、目が合うと覗くのをやめてテント越しにじっと見つめ、強い警戒心を見せていた。

④一回目の母子分離、母が退室するとすぐに気付いたが、ボールテントの中に入ったままボールを扱うこともやめ、急にまったく声も出さなくなり、じっと周囲の様子をうかがうようにして身を硬くした状態がしばらく続いた。母との直接的な関わりは避けながらも、いざ母親が目の前から姿を消すと、明らかに不安と緊張が高まる様子であった。

⑤一回目の母子再会、母が入室してくると自分のそばに来るまで母の方をじっと見ていたが、いざ母が目の前に来ると視線を反らし、まるで吸い寄せられるように、B子の注意は退室するストレンジャーの方に移ってしまった。ソフトブロックで遊んでいたB子の正面に母が座って手を貸そうとすると、B子は母を回避するようにその場から離れてソフトブロックが入れてあるカゴのほうへ移動してしまった。母もB子にどう関わったらよいかわからない様子で、その場に座ったままB子を遠くから眺めていた。

⑥二回目の母子分離、母が退室するとB子は不安そうな表情をして遊びが手につかなくなり、不安げな声を発しながら室内を歩き回り、母が退室したドアの所へ行った。母を直接追いかけるような行動は取れなかったが、最初の分離のときよりも母を求める気持ちは表に出るようになり、ストレンジャーの手を取って母の所へ連れて行くように要求した。しかし、まだ不安の表出の仕方は弱々しいのが印象的であった。

⑧母との二回目の再会、母が入室するとすぐにB子はうれしそうな表情を浮かべて歩み寄り、母の手を取って遊びに誘った。母の手を引いてボールテントのところまで来ると、B子はボールテントの中に入り、うれしそうにボールを蹴ったり、かき回したりしていた。そのとき、母はなんとかボールのやりとりをしたかったのであろうか、はっ

きりとした口調で「Bちゃん，はい，どうぞ」とB子の目の前にボールを差し出して誘った。するとなぜかB子は途端に母に背を向けてしまい，母との交流は途切れてしまった。

ここで是非取り上げたいのは，B子が母親に対して見せた微妙な気持ちのゆれである。母親がいなくなると，B子に不安な気持ちがどんどん高まっていることは筆者にはひしひしと感じられたが，母親を追い求めて強く自分を主張することはしない。どこか回避的な態度が目立っている。そのもっとも象徴的な反応が母子再会場面での母親に向ける気持ちのありようである。母親と再会してうれしかったことは確かだと思われるが，なぜか母親が子どもに接近していざ関わろうとすると，途端にB子の注意と関心はストレンジャーに移り，まるでもう母親への思いはその場から消えたかのような態度である。激しく母親を求めようとしないのである。このようなアンビヴァレンスの強い状態にあると，周囲の対人刺激に容易に吸い寄せられるようにしてそちらに注意や関心が移ってしまっていることがわかる。安心感のない警戒的な状態にあってこのように周囲の対人刺激に容易に引き寄せられ，動かされてしまうのは，B子の行動が原初的コミュニケーション世界（本能水準）に強く依拠した反応であるからなのであろう。本来の養育者に対する関係欲求が直接的に表現できない状態にあっては，このように外界刺激によって彼らは容易に動かされてしまう。警戒的構えの強いB子が外的刺激に容易に反応してしまうのは，本能的で意識の介在しない自動水準の行動だからなのであろう。彼らが自らの本能欲求に基づいて行動するという主体的な行動がきわめて困難であることと，このような本能的な反応が生まれやすいことは，表裏一体の関係にあるといってもよいのではないかと思う。

われわれはB子のセッションを重ねていくうちに，一緒に遊んでいる最中にも，このような周囲の刺激に容易に動かされやすい傾向を頻回に認めたのである。

初回からB子はMIUにあったビニールの大きなフープに興味を示し、母親に床に立てて回すように要求するようになった。第三回、フープを目にすると、自分から要求して母親にフープを回してもらった。しかし、それに夢中になることはなく、フープの先の遠くにあったおもちゃ箱の中のミニチュアの哺乳瓶が目に入ったのか、突然それを取りに行ったため、それまでの母子二人の遊びは途切れてしまった。さらに、B子は母にお手玉のようにしてボールをポーン、ポーンと投げてもらい、それを見てうれしそうにしていたが、突然上がったボールに合わせて上を向いた拍子に、天井のカメラが目に入ったのか、それに目を奪われてしまい、じっとカメラに見入ってしまった。唐突に注意がそれるために、一緒につき合っているわれわれも楽しい気分が持続せず、そのたびにどこか寂しい思いを味わうのであった。

初期のセッションにおいて、B子の遊びにつき合っていて実感するのは、B子が何か遊びに興じているように見えても、実際には心底夢中になって楽しんでいるのではないということである。他の対象刺激が視野に入ると途端にそれに吸い寄せられるようにして注意や関心がそちらの方にそれてしまうのもそのためなのではないかと思われるのである。

ＰＤＤの子どもたちは関係欲求に限らず本能欲求全般にわたってアンビヴァレンスが強い。そのため、彼らは本能欲求に基づく行動をとることができない。恐らく彼らにとっての主体性の問題の起源には、このような本能次元の問題があるのではないかと思われるのである。そのように考えると、彼らの主体性をはぐくむという発達支援がいかに大変な営みか想像できるであろう。

主体性をはぐくむために

Ｂ子に限らずＰＤＤの子どもの自発性、能動性を大切にした関わり合いを志向していくと、最初に遭遇するのは、彼らが第三者の目には単純で同じような遊びを繰り返す場面である。多くの場合、このような遊びがなぜ彼らには楽しいのか容易には感じ取ることができない。おそらくは彼らの体験世界では、生々しい感覚体験として心地よいものとなっているのであろうが、われわれは彼らの遊びを広げなくては、発展させなくては、という発達促進的な働きかけに駆り立てられやすい。そこには発達に関するある種の価値観（とらわれ）が暗黙のうちに働いている。世間体や他人の目などに強く動かされていればいるほど、われわれは子どもに働きかけて動かそうという思いに駆られやすい。そうしたわれわれの思い自体が、彼らの主体性を損なうことになる。彼らに関わっていると、われわれはそのような思いから自由になることの大切さを思い知らされるようになる。

先のＢ子の関係発達支援においても、母親は非常に熱心にＢ子の遊びにつき合ってはいたが、Ｂ子がいつも決まり切った遊びを繰り返すのを見ていて、内心は不安と焦燥感に駆られ、もっと他の遊びに発展させていかねばという思いを強く抱いていた。このような母親の子どもへの強い思いには、母親自身の幼少期の被養育体験が深く関係していることがまもなくわかってきた。大変な努力家で稽古事の師匠でもあった（母方）祖母は弟子たちの前で子ども（Ｂ子の母親）を育てる中で、周りの人たちから後ろ指をさされないようにいつも気を配っていたという。そんな祖母の姿を見て育った母親も周囲の目を気にしながら子育てに努力してきた。人一倍対他的配慮の強い母親に対して、そのような構えが緩むように助言していく中で、母親の肩の力も少しずつ抜けて、Ｂ子の母親への回避傾向も和らいでいった。このようにして、B子は関係欲求に根ざした行動が少しずつ取れるようになっていった。B子の主体性が芽生えていく過程は、母親の他者の目から自由になっていくという母親自身の主体性の回復過程と不可分に関連し合っていることを筆者は教えられたのである。

おわりに

発達障碍に限らず子どもの精神発達は、生誕後の養育者をはじめとする他者との濃密な対人（interpersonal）交流の体験が日々蓄積され、次第にそれが個人内（intrapersonal）に取り込まれていく過程としてとらえることもできる。したがって、乳幼児期早期に深刻な対人関係の問題を抱きながら対人交流を蓄積していくことは、その後の彼らの成長過程に深刻な問題を生み出していくのである。

主体性（subjectivity）は主観性（subjectivity）をも意味することからもわかるように、主体性をはぐくむという発達支援の営みは、彼らの気持ち（こころ、主観）を大切にしていくことを抜きには考えられない。関係発達臨床において、われわれが情動（気持ち）のありようを常に強調しているのは、彼らの主体性をはぐくむことを支援の中心的課題としてとらえているからである。主体性をはぐくむという営みの困難さと大切さは、人間のこころの発達という長期的視野に立つことによってはじめて気付かされるものである。短期的な成果に目が奪われやすい昨今の療育現場で主体性をはぐくむことはいよいよ困難な状況にあるように感じられる。そこでの当事者はもとより援助者自身の主体性はどうなっているのであろうか。

青年期アスペルガー症候群への心理的援助

「発達障碍」における「発達」とは何か

まずはじめにアスペルガー症候群（ＡＳ）に限らず、発達障碍に対する治療や支援のあり方を考える上で、発達障碍とは何かをまずもって明確にしておく必要がある。

一般に、発達障碍とは、子どもの発達途上で出現する障碍で、その障碍が生涯にわたってなんらかの形で持続し、その基盤には脳の機能障碍が想定されるものと見なされている。しかし、ここでぜひとも明確にしなければならないのは、なぜ「（精神）障碍」ではなく、「発達障碍」なのかということである。そこでは「発達」をどう考えるかが問われている。「発達障碍」は以下の三つの観点からとらえることができる（鯨岡、二〇〇五）。

第一には、発達障碍にみられる現在の症状（障碍）の大半は、過去から現在に至る過程で形成されてきたものだということである。生誕直後（あるいはそれ以前の胎生期を含め）から現在までの時間軸の中で、つまりは発達の過程で生み出されてきたものであること。

第二に、発達障碍にみられる症状（障碍）は将来にわたって改善したり増悪したりする、つまりは変容していく可能性があること。

第三に、発達障碍においては、土台が育ってその上に上部が組み立てられるという一般の発達の動きが阻害されているということである。乳幼児期早期に子どもと養育者のあいだでなんらかのボタンの掛け違いが起こり、そこに関わり合うことの難しさ（関係障碍）が生まれ、それをもとに対人交流が蓄積されていくことによって、関係障碍は拡大再生産され、その結果、子どもに多様な障碍がもたらされていくということである。

したがって、発達障碍に対する治療や支援は発達論的視点に立って行われる必要がある。

発達論的視点に立った支援

発達論的視点に立った支援とは、現在認められる症状（障碍）を短絡的に脳機能障碍に帰着させることなく、その成り立ちを発達論的視点から検討し、その理解のもとに治療や支援のあり方を考えていくということである。現在筆者が考えている発達論的視点について述べておこう。

われわれ人間のこころの発達は、生物学的成熟過程に支えられて、未分化な原初的段階から次第に分化と統合へと進んでいく過程（図4、一四頁参照）としてとらえることができるが、発達障碍、とりわけ対人関係の形成に深刻な問題をもつ人々では加齢を経ても原初的段階に強く依拠した状態にあることから、われわれは彼らと関わり合う際に、このような原初的段階での対人世界を大切にした働きかけを心がける必要がある。そのことが可能になってはじめて本来の望ましい発達過程が展開していくと思われる。

このような視点に立ったとき、青年期ASに対する心理的援助はどのように展開されるのか、具体的な事例を通して考えてみることにしよう。

青年期ASの一女性例

Q子　初診時二〇歳　無職　AS

周産期および新生児期、特記すべきことはなかった。しばらく母乳で育てたが、生後一〇カ月、急にQ子は母乳を拒絶したため、翌日から離乳食にした。身体運動発達に特に問題はなかった。発語は遅くなかったが、文章になるのは遅かった。しかし、就学時には正常レベルになった。一歳過ぎに歩き始めたが、とても活発で、抱っこをしていてもじっとしておらず大変だった。人見知りと後追いはあったというが、外出時、母親から離れて一人勝手にどこかに行って、迷い子になることも少なくなかった。幼稚園では集団に溶け込めなかった。集団からは逸脱してみんなについていけず、一人でものを作ったりして遊ぶことが多かった。

小学一年、教室で奇声をあげ、落ちている物を拾って舐めたりするなど、このころから集団の中で奇異に思われる行動が出現した。当時特定の男児に体育の時間に身体を触られ続けていたが、誰にも助けを求めることができなかったというつらい体験を持つ。人形やぬいぐるみが生きているように感じられ、それに話しかけたり、テレビに映ったものをつかもうとしたりするなどの不可解な行動も見られた。

小学二年、田舎に転居。転居先の児童精神科で一年間治療を受けたが、効果はなかった。小学三から四年、比較的落ち着いていた。仲良しの女児もできた。しかし、四年に再び元の所に転居。

小学五から六年、小学一年のときに身体を触られた男児と再び同じクラスになった。対人恐怖が強まっていった。それでも一所懸命勉強して私立中学に入学した。しかし、頑張りすぎて力尽きたのか、中学に入学すると、学校に二週間だけ通い、以後不登校状態になった。このころからいくつかの病院を受診し、入院治療も受けた。中学三年時、数カ月入院し軽快した。その後、フリースクールなどに通っていたが、一八歳、再び疲れて四カ月後不登校状態になった。そのため、某児童精神科病棟に入院。しかし、同世代の若者の中に混じっての入院生活はQ子にとって刺激が強すぎたのか、不安とこだわりが増強し、まもなく筆者に紹介され、退院後、筆者の外来治療が開始された。当時主に鎮静系の抗精神病薬を服用していた。

初診時に把握できた特徴は以下の通りであった。幼児期早期以後の発達歴から知的発達には明確な遅れは認められなかったにもかかわらず、対人関係面には深刻な困難さが乳幼児期早期から認められている。行動面の異常が小学校低学年にはすでに顕在化し、当時からQ子自身の外界知覚に異常を思わせる奇異な行動が出現している。その背景には、外界の相貌性が異常に亢進していることを示唆するエピソードがうかがえる。このような状態にありながらも懸命に学校生活に適応しようと努力していたQ子であったが、中学生になると、次第に精神病を思わせる深刻な症状が出現するまでに至っている。その後二度の入院生活を経験するが、状態は改善しないまま、筆者の外来受診に至ったものである。

ASの内面にみられる苦悩

ここで最初にぜひとも取り上げたいのは、外来治療開始から数回の面接で彼女が語った訴えの内容である。自己の内的体験を実に的確に語っている。

自分の一番の苦しみは、自分がこうありたいと思えば思うほど逆の方向に行き、嫌だと思うことをつぎつぎに強いられる。たとえば、病気がよくなりたいと思えば思うほど、治らない悪い方へ行ってしまう。性的な思考内容が、嫌だと思えば思うほど、どんどん頭に浮かんでくる。過去の嫌だったことを思い出したくないと思えば思うほど、どんどん思い出してしまう。それは性的ないやらしい内容である。いつもなにかに急き立てられるようにして行動している状態でとても苦しい。自分の魂が切り裂かれてしまうような感じがする。自分のこころの中にはずっと休まず働き続けている部分とまったく眠って働かない部分があるような気がする。他者の行為を誤って被害的に受け止めてしまう。卵の殻の中に入っていて、割って外に出ることができないような感じがする。

先に右足を出したらパニックになるのではないかと思い、それが心配で左足を出してしまう。左足を出したらよいか、右足を出したらよいか、どうしてよいかわからない。ある人を好きになると、好きになってはいけないという気持ちになる。食事も自由に取れなくなるときがある。食事をしたら、歯磨きをしなくてはいけない。虫歯になって歯医者に行かなくてはならなくなることを想像してパニックになる。歯磨きをしようとしてもパニックのために前が見えなくなって歯磨きができなくなるから。

Q子の苦しみの内容は、思考そのものが何らかの力によって支配され、自らの意思でもって自由に行動することができない状態にあり、それが幻聴や作為体験（させられ体験）という症状にまで発展していることがわかるが、このような深刻な自我障碍が自分の行動を自然に振る舞えないという自明性の問題（小林、二〇〇三）とも深く関わっていることも推測される。

ＡＳの苦悩の起源をめぐって

Ｑ子が語った内面の苦悩を聞いてすぐに筆者が思い浮かべるのは、第六章（一七六頁）でとりあげたＰ子から聞いた苦悩である。Ｐ子は次のように述べている。

およそ一年前からのことであるが、なにもすることがなくてテレビを見ていたら、他人がやっていることを自分もやりたいと思うようになった。しかし、周囲の人たちからやってはいけないと言われているように思うようになって苦しくなった。細かいことをいろいろ気にしてしまう。人の動作とか、人の言ったこと、やったことを見ると、そんなことができてうらやましいなと自分は思って、自分はこんなことをやってはいけない、できなくなる、周りからやってはいけないと言われるのではないかと思い込んで、どんどん苦しくなってしまう。両親はやっていいよ、自由にしなさいと言うけれど。自分の嫌いな人がやっていることを見ると、今自分がやっていることと似ているように見えてくる。周りの人はそんなふうにしなくていいんだよと言うけれど、自分ではやらねばならないと思い込んでしまって。だから周りの人が信じられなくなってしまう。

両者の語った内容があまりにも同質の深刻な苦悩であることに驚かされる。青年期の精神発達においては自我同一性の確立が最重要課題となるが、この二人に共通するのは、自分の中にこうありたいという思い（取り入れ）が高まると、それを誰かから否定されたような気持ちになるために、いつも自分が望むような行動を主体的（能動的）にとることができないというものである。ここに彼らの内面にある主体性をめぐる深刻な病理を見て取る必要がある。

なぜ彼らにこのような取り入れをめぐる強い葛藤が起こるのか。その起源は乳幼児期早期の関係欲求をめぐるアンビヴァレンスに求めることができるように思われるのである。

乳幼児期早期に認められる関係欲求をめぐるアンビヴァレンス

ＰＤＤに限らず、育てにくい子どもたちと養育者のあいだに生じている関係の難しさをつぶさに検討してみると、必ずといっていいほど共通して認められるのが、子どもたちの心性としての関係欲求をめぐるアンビヴァレンスである。

子どもは潜在的には養育者とのあいだで関わり合いたい、かまってもらいたい、注目されたいといった関係欲求を持っているにもかかわらず、いざ養育者からなんらかの働きかけを受けそうになると、すぐに〈本能的に〉回避的な反応を起こしてしまい、望ましい関わり合いが生まれない。しかし、いざ突き放されると関係欲求は満たされず、ジレンマが生じ、関係欲求はより一層強まっていく。関係欲求が高まると、さらに一層回避傾向が強まっていく。このような悪循環の結果、子どもと養育者のあいだに深刻な関係障碍が生まれることになる。

このような乳幼児期の関係障碍を基盤にもちながら、彼らと養育者のあいだに〈育てられる－育てる〉関係が繰り広げられ、そこでの体験が日々蓄積しながら子どもの発達は進行していくわけである。ここで重要となるのが冒頭に述べた発達論的視点である。

そこで注目してほしいのが、青年期に達した彼らの内面に抱かれた苦悩のあり方が、乳幼児期の関係障碍の問題と本質的にいかに共通しているかということである。肯定的な気持ちを抱く対象に対していざ接近して関わり合おうとすると、なぜか回避的な反応を起こしてしまうのであるが、ここで重要なのは、この回避的反応は本能的なもの、つまりは本人自身の意識の介在しないところの自動水準での反応であるということである。気持ちの上では肯定的であるにもかかわらず、身体が対象を回避してしまう。

このような対人交流の蓄積が子ども自身の内面にどのように取り込まれていくかを考える必要がある。彼らは何らかの欲求によって行動を起こそうとしても、何か理解できない大きな力によって動かされ、自分の欲求が妨げられる体験として意識化されるようになっていくことが想像されよう。青年期ＡＳの人々が語る苦悩は、恐らくこのような乳幼児期の体験の蓄積の結果であろうと推測されるのである。

青年期ＡＳへの心理的援助の基本

ではこうした苦悩を抱く彼らに対して、発達論的視点に立った支援はどのように考えればよいのであろうか。筆者は乳幼児期のＰＤＤに対する関係発達支援の基本を以下のように考えている。

まずは関係障碍を生み出す最大の要因である子どもの側に認められる関係欲求をめぐるアンビヴァレンスを緩和し、養育者とのあいだに生まれた悪循環を断ち切ることである。それが功を奏すると、子どもたちの関係欲求が前面に表れやすくなり、彼らの気持ちの動きはとらえやすくなる。彼らの気持ちを養育者にわかりやすく説明することによって、養育者も子どもたちの気持ちを受け止めることが比較的容易になっていく。このようにして関係の悪循環を断ち切ることができると、好循環が生まれ、その中で子どもたちに少しずつ安心感が育まれていく。その結果、彼らは外界に対して好奇心を持ち始め、積極的に外界との関係を持ち始める。そこで見せる子どもの対象への関心の持ち方を養育者が分かち合い、子どもの対象世界をわれわれの文化を通して映し返すことにより、彼らの世界がわれわれとの共通の意味を持つようになっていく。

青年期の彼らへの援助についても原則的には同様のことが指摘できる。関わり合う際に、彼らのアンビヴァレントな心性をしっかりと認識しながら、彼らの内面に侵入的な関与をしないことである。面接においてことばで何かをさせようと指示したり、解釈したりしない。ことばによるコミュニケーションに重点を置かず、面接場面で彼らとわれわれとのあいだに流れている空気（雰囲気）を察知しながら、彼らの気持ちの動きに注目し、彼らの陰性（負の）感情をいかにして陽性（正の）感情にしていくかということにこころを砕く。彼らの語る内容を字義通りに受け止めるのではなく、その背後に動いている気持ちの変化に焦点を当てるのである。

ここで注意を要するのは、彼らの不安の質が精神病的水準の深刻なものだということである。よって、心理的援助のみによって彼らの不安を和らげることは容易なことではない。抗精神病薬や情動調整薬などの薬物療法を併用することが必要になることが多い。

Q子の場合、このような援助によってどのように変化していったか、次に述べてみることにしよう。

心理的援助によってどのように変わっていくか

筆者は当面Q子と母親に対して一、二週に一回三〇分程度の面接を開始した。その際、Q子の強い強迫性に対して、選択的セロトニン再取込阻害薬（SSRI）を処方した。

一カ月もすると、Q子は一瞬だけ安心できるようになったと語るようになったが、それは一瞬のことでほとんどいつも不安に圧倒され、パニックに対して戦々恐々としていると切々と訴える日々がしばらく続いた。面接で筆者がことばでいろいろと説明をしようとすると、ことばの字義に囚われやすく、延々と説明をし続けなくてはならなくなるため、筆者はことばでの説明は極力控え、Q子の語ることばの背後に動いている気持ちに焦点を当てることに努めた。

　すると、治療開始から三カ月半後（第一〇回）、ほんのちょっと健康な自分が育っているように感じることがあるとQ子は述べ、自分の内面のわずかな変化にQ子の意識が向かい始めていることをうかがわせた。さらには次回で、母親に甘えたい気持ちがあると言うまでになったが、母親自身には娘の甘えを受け止めることへの抵抗があること、それは以前入院していたころQ子から受けた激しい攻撃的行動によるトラウマが深く関係していることが明らかになった。

　その後、母親面接で、母親にQ子の気持ちを受け止めるように助言することによって、当初母子ともに認められた強いアンビヴァレンスが次第に緩和し、七カ月後には母親も娘の気持ちを受け止めることができるようになっていった。

　八カ月後（第二三回）、自分が自分の心の中にいる自分とつながっている感じがすると述べ、自分の中に客観的に自分を見つめる自己が芽生えつつあることをうかがわせるまでになり、感情と自分がつながっていると思うとも語り、素直に自分の感情を受け止め、それに従って行動することが可能になっていった。

　一五カ月後（第三七回）、Q子の笑顔が自然になってきた。一瞬だけ、パニックにこだわっていない私がいることに気付いた。さらさらとこころが洗われる感じがする。この前パニックになったとき、私は守られているという感じがして、心地よかった。自分で努力しないでもそんな感じがした。普段ならば、自分が努力しなければいけないが、自然に感じることができたと、自分を実感をもって感じ取ることができるようになった。このころには治療開始当時認められた深刻な精神病様症状はほぼ消退した。

このような経過を通して、Q子は自分を取り戻すことができ、まもなく地元で開催されているアスペの会に参加し、自分の肯定的な一面を周囲の人たちに認められることによって、充実した生活を送るようになっていった。

おわりに

Q子の中心的な精神病理であるアンビヴァレンスとその緩和に焦点を当てた心理的援助の結果、精神病様症状は消退するとともに、Q子自身、自らの主体性をも回復するまでに至っている。

青年期ASの人々の語る苦悩は一見不可解で深刻なものであるが、彼らへの心理的援助の基本は、あくまで発達（障碍）の土台（ボタンの掛け違い）を丁寧に修復していくことにある。そのような根気強い援助によってはじめて、彼らも自分らしさを取り戻し、本来の発達の道程を着実に歩み始めることができるように思われる。

■文　献

小林隆児（二〇〇三）「広汎性発達障害にみられる『自明性の喪失』に関する発達論的検討」精神神経学雑誌、一〇一巻八号、一〇四五 - 一〇六二頁
鯨岡峻（二〇〇五）「こころの臨床における質的アプローチと発達観」小児の精神と神経、四五巻、二三一 - 二四一頁

第七章

「関係」からみた発達障碍

乳幼児期の関係障碍とおとなの発達障碍
――甘えのアンビヴァレンスに着目して

はじめに

自分は発達障碍ではないかとの相談で受診する成人例がいまだに後を絶たない。そのような事例を診ていると、紹介医や本人がどんなことに問題を感じて発達障碍を疑うのかがみえてくる。当然のことではあるが、そこにはこれまでの発達障碍に対する理解のあり方が如実に反映している。一言でいえば、個体能力障碍としての発達障碍理解である。長い成長過程を経て成人に到達した人であれば、その個性は子どものときの比ではない。幼児期好きであったことは洗練される一方で、苦手であったことには手をつけず、両者の差は開く一方である。成人期に達すれば、苦手なことを隠す術を身につけるかもしれないが、個人内の能力較差は開く一方であろう。能力障碍という視点からとらえていけば、成人のそれは幼児期の比ではなく、すべての人において能力面の較差は大なり小なり発見されるはずである。

実際に発達障碍を疑って（あるいは疑われて）受診する事例の大半は、アスペルガー症候群（ＡＳ）をはじめとする自閉症スペクトラム障碍（ＡＳＤ）を念頭に置いているようにみえる。両者の診断項目の行動特徴と照らし合わせ、そこに自分の姿を重ね合わせて発見する。このような素人判断の発達障碍理解に対して、われわれも同じように診断項目と照合して診ていくならば、おとなの発達障碍診断例は爆発的に発見されるであろう。今日の発達障碍ブームはそのことを具現化しているといえるのではないか。

本稿で筆者は今日のこうした状況に対して、再度発達障碍の概念を振り返るとともに、本来の「発達障碍」理解に基づきながら、おとなの発達障碍が疑われた事例をどのように診ていけば、その事例を理解する手がかりが得られるか、具体的に考えてみたい。そこでまずは最近出会った事例をいくつか取り上げてみることにしよう。

発達障碍が疑われたおとなたち

Ｒ子　成人

ある二〇歳代後半の水商売の女性は彼氏からアスペルガー（症候群）ではないかと言われてある精神科クリニックを受診し、そこで担当医もそれを疑い、紹介されてきた。彼女の話では、職場の周りの人たちから、あなたは変わっている、あなたと話しているとイライラするなどといつも言われ、会う人みんなに結局最後は嫌われ別れてしまう。彼氏ともいつもけんかになるというのである。生育歴を聞くと、乳幼児期から両親の不和が続き、ＤＶ（配偶者間暴力）に近い家庭環境であった。小学生時代から死にたいという思いを抱き、学校でもずっといじめられていたらしい。

診察してみると、たしかに彼女の対人的構えにはある特徴があることに気付いた。表情に生気が乏しく、淡々とした話し方である。意欲に欠ける点もあったが、それよりも他者に対していつもある一定の距離をとることによって、深い交流を避けているのが印象に残った。それは彼女のこれまでの生い立ちを考えれば当然だろうとも思われた。しかし、このような彼女の対人的構えは水商売をする際にはプラスに働いているようで、客にはとても人気があるという。過度に客に媚びることなく、どことなく影をもつ女性として見られるからではないかと思われた。

筆者はこの人の対人的構えがどの程度固定的なものかを図るために、冗談を交えて話しながら面接を進めた。冗談に対する反応は予想に反して良好で、不自然さは感じなかったが、次第に明らかになったのは、彼女の対人的構えの背景には、他者に嫌われたくない、でも深い付き合いも怖いという思いが強く働いていることであった。甘えをめぐるアンビヴァレンスの強さが彼女の対人関係の問題と深く関連していることが浮かび上がってきたのである。

S男　成人

高校の事務職に従事している三〇歳代後半の男性である。話が理屈っぽい、物忘れが激しいことを友人から指摘され、ある精神科を受診したところ、ASDを疑われて紹介されてきた。生育歴を聞くと、幼児期に両親は離婚し、母親に引き取られたが、五歳で母親は再婚した。そのころからおかしな行動が出現したらしいが、詳細はわからない。当時落ち着きがなく、いたずらや他人に迷惑のかかる行為が多かった。小学生のころから普通ではなかったともいう。今の仕事で自分は特に困ることはないが、職場でトラブルはあるらしい。たとえば、学外講師に対して本来支払うべき講師料をそんな価値はないからとの自分の勝手な判断で支払わなかったことがある。その他にもこだわる傾向があるともいうのである。このような話を聞いていると、たしかになんらかの発達障碍が疑われたことは想像できた。

ただ、筆者が面接をしていて、もっとも気になったのは、彼がことば使いに非常に厳格で、いたく字義に拘泥することであった。筆者の発言の枝葉に逐一反応して言い直させようとするし、彼が何かを話そうとすると細部に囚われて一向に要点がつかめない。まさに紹介医の指摘「木を見て、森を見ず」の通りであった。

さらに印象深いのは、他者に対する強い警戒的な構えと用心深さであった。そこで筆者は「人に会うときつい構えてしまいやすいことはないですか」と尋ねてみた。すると予想に反して、人に会うと特に最初がそうですね、と素直にその点を認めるとともに、そのときなんとなくほっとしたように彼の表情が緩んだのである。筆者は彼の恐ろしいまでの形相から、被害的に反応して攻撃的言辞が返ってくるのではないかと内心危惧していただけに、この反応にはいい意味で驚かされた。幼児期の母性愛剥奪（今では虐待というのであろうが）を体験したことによって、このような用心深い態度が生まれたのも当然ではないかと思われた。そこで筆者は、この強い緊張と警戒心を緩めるために薬物療法もよいのではないか、信頼できる人とのつながりがもてたら、今のつらさも多少なりとも楽になるのではなかろうかと助言したところ、納得して帰っていった。

子どもの発達障碍とおとなの発達障碍

そもそも発達障碍という診断概念は子どもにみられるさまざまな発達上の問題を考える中で生まれたものである。そこで診断された子どもたちのその後の発達成長過程を辿ることによって、彼らの成人期の姿が明らかになった。そこでわかってきたのが生涯にわたってなんらかの障碍（ハンディキャップ）が残存するということであった。前方視的に追跡した結果明らかになった知見をもとに、今度はおとなに対して後方視的に発達の問題を探り、現在の状態との関連性を推測し、発達障碍という視点でとらえることによって、従来の診断分類には当てはまらない事例に対してひとつの光明を見出したかのようにして、多くの精神科医が飛びついたのである。

ここでぜひとも注意を喚起したいのは、「発達障碍」なる概念がこれまでさほど厳密に検討され使用されてきたわけではないということである。

「発達」と「発達障碍」について

そこで、発達障碍を論じる上でまず確認したいのは、「発達」と「障碍」をどう考えるかという問題である。このことはすでに幾度となく取り上げてきたので詳細は省くが、「発達」とは、個体と環境の不断の相互作用によって営まれていること、土台が育ってその上に上部が組み立てられるという構造をもつこと、「発達障碍」にあっては、そうした一般の発達の動きが阻害されているということをしっかりと押さえることである。筆者が乳幼児期の母子関係の中に関係障碍を見出し、それに対して早期に介入することの重要性を主張してきた理由はその点にある。子どもが生誕後初めて出会う他者（主たる養育者）との関係の成立過程という原初段階での関係の躓きは、その後の子どもの発達・成長を考える上で決定的に深刻な影響を及ぼすからである。よってこの段階での介入はきわめて重要な意味をもつ。

関係障碍としての発達障碍

従来「発達障碍」は個体内の能力障碍と規定され、能力障碍の量と質が検索され、さらにはその原因を脳（機能）障碍に求めて探求されてきた。それが今や発達障碍の概念は明確になるどころか、ＡＳＤなどといったきわめて曖昧模糊とした概念へと落ち着こうとしている。その最大の問題点は「発達」なる現象を個に焦点化してとらえてきたことにあると思われるのだ。個体と環境の不断の相互作用として「発達」をとらえ、「発達障碍」にあっては、土台が育ってその上に上部が組み立てられるという構造をもつ発達の動きが阻害されていることを明確にとらえ、その土台としての〈子－養育者〉関係の躓き、つまりは原初段階での関係障碍の質的問題を明確にし、その修復を図ることが「発達障碍」に対する本来の（関係）発達支援と思われるのだ。関係発達臨床はその具体的な実践なのである。

乳幼児期の関係の問題は個体内に取り込まれていく

乳幼児期の〈子－養育者〉関係の問題（関係障碍）は二者間（interpersonal）の問題として顕在化し、われわれの目にも客観的に把握することができるが、そのような対人関係の問題は発達と成長過程で、個人内（intrapersonal）に取り込まれて内在化し、その人の基本的な対人的構えとなっていくと考えられる。ボウルビー（Bowlby）のいう内的ワーキング・モデルといわれる考え方もそれに近い。

精神分析の世界ではそれを転移現象と呼び、治療の際にもっとも重視されていることはよく知られている。なぜ精神分析の世界で転移が重要な意味をもつかといえば、乳幼児期の養育者との間に繰り広げられている関係性の特徴が、成長後の今の患者と治療者との間で再現されると考えられているからである。

「関係」に着目すること

以上のように「発達障碍」をとらえていくと必然的に、「関係」そのものに着目する必要性が生まれてくる。

幼児期であれば〈子－養育者〉関係であり、おとなであれば対人的構え、ないしは関係の取り方である。

ただ、ここで述べた「関係」とは客観的にとらえた行動次元の対人関係一般を意味するのではないことは強調しておく必要がある。具体的には、子どもが養育者に対して見せる「甘え」にかかわる情動（気持ち）の動きに着目するということである。子どもが養育者に対して示す、甘えたくても甘えられないというアンビヴァレンスとそれを生む背景要因に目を向けることである。このアンビヴァレンスは子どもではアタッチメント行動として客観的にとらえやすいため比較的理解もされやすいが、おとなの場合にはその把握はさほど容易ではなくなる。

乳幼児期の関係障碍が生まれる最大の要因は、このアンビヴァレンスにあると筆者は考えているが、このことがおとなの発達障碍を考える際にも同じように重要なポイントとなる。なぜなら甘えをめぐる問題としてのアンビヴァレンスは、発達の土台としての対人関係の特徴、つまりは原初段階でのコミュニケーションの質を規定し、それがおとなになっても対人関係の基盤に脈々と息づいていると考えられるからである。

おとなにみられる甘えのアンビヴァレンス

冒頭に述べたR子では、対人的構えに、常に一定の距離を取っていることが特徴として浮かび上がったが、S男では字義への強い拘泥を認め、その背景に強い警戒的構えがあった。両者とも生育歴から現在の対人的構えが推測されたが、対人関係の問題の背景に、乳幼児期の甘えをめぐる問題（アンビヴァレンス）が深く関与していることが考えられるのである。

じつはこのようなアンビヴァレンスはいわゆる発達障碍のみならず、さまざまなこころの問題において顕在化するものである。そのことを示すためにさらに具体例を取り上げてみよう。

T子　成人

二〇歳代前半のOLである。主訴は拒食、過食と嘔吐。典型的な摂食障碍である。中学生のころから交友関係で悩むようになり、うまくゆかず、仲間はずれにされた。それがきっかけで拒食が始まった。以後、拒食と過食を繰り返し、高校二年のころから治療に通うようになり、三年のときは比較的落ち着いていた。しかし、大学でも同じように交友関係でトラブルを起こし、再び拒食と過食を繰り返すようになった。どうにか卒業後、OLとして就職はしたものの、相変わらず対人関係で苦労し、体重調整のために下剤を乱用するまでになった。大学病院や近医をドクター・ショッピングする中で、筆者のところに受診となった。

清楚な印象を与える女性で、人当たりもよく、話し方にもそつがない。時折笑顔さえ浮かべていて、病気で受診した患者とはとても思えないほどであった。インターネットを駆使して得たという摂食障碍についての知識も豊富で、一見物わかりのよさを感じさせた。

患者の核心的問題である人間関係について話題を向けると、「割とうまくやっていけてない」という奇妙で微妙なニュアンスを含んだ言い回しが印象に残った。話の中で、好きな人と（嫌いな人とは言わないで）苦手な人がいる。早い段階で無意識に区別してしまう。波長が合うとよく話す。合わない人とも話すが、（自分の負の感情が）どうも相手に伝わっているのかなと思う、と人間関係にいたく気を使い、とくに嫌われることを極力避けていることが印象に残った。会社の上司からは「バリアを張っている」と言われたこともあるらしい。患者は負の感情を表に現わすことを極力回避しているが、そもそも負の感情それ自体をしっかり体験したことが乏しいのではないかと筆者には感じられた。

面接も終わりに差し掛かったので、筆者は患者の苦しみである拒食と過食について、「食事をめぐって苦しんでいるのですね」と患者の苦しみに同情の念を示したところ、驚いたことに「いいえ、調子のよいときもあります。時期によっては」と、いつも苦しんでいるのではなく、調子がよいときもあるのだと即座に反応した。患者は苦しいのでなんとか楽になりたいとの思いで受診したのであろうに、いざ面接で筆者が患者の気持ちに近づき、その苦しみを受け止めようとすると、途端に回避的な行動に出たのである。ここにみられる患者のこころの動きはまさにアンビヴァレンスそのものを端的に示しているといってよい。困っているから他者に頼るという本来の「甘える」行動がとれないのである。そのことを指摘すると、患者ははじめてそのようなことを指摘されたと驚きの気持ちを語ったのが印象的であった。

アンビヴァレンスをどう把握するか

「甘え」理論で名を成した土居（土居、二〇〇九）は「甘え」を鍵概念としてこころの病理現象を紐解いて見せたが、そこでもっとも重視したのがこのアンビヴァレンスである。土居が「甘え」という日本人にとっては非常になじみ深い心性を軸に「甘え」理論を展開できたのは、自身が述べているように、「甘え」の世界は非言語的コミュニケーション世界で、かつ人間関係の原初段階のものであったからであろう。では土居はこのような「甘え」にまつわるこころの動きをどのようにして察知することが可能になったのであろうか。その点について土居は以下のように述べている。

（集団療法でいかにして患者を理解するかについて語る中で）この甘えとアンビヴァレンスとは実は背中合わせなのである。……したがって、その辺の事情を承知していれば、日本人のグループ過程に伴う葛藤を十分にとらえることが可能になるのである。それはしばしば非常に微妙な、それこそ言語化されないような、声の抑揚、身振り手振りといったような所作であることが多い。ただ、このような手掛かりをとらえるためには、治療者自身十分「甘え」の心理に習熟していなければならないだろう。なによりも自分の甘えがわかっていなければならない。いいかえれば、自分のアンビヴァレンスが見えていなければならない。そしてそれこそもっとも困難なことであるといわなければならないのである（土居、二〇〇九。二六 - 二七頁）。

こころの動きと力動感

他者の「甘え」や「アンビヴァレンス」が見えるようになることは、土居がいうように、自分のこころの中の動きとして感じとることなくしては不可能である。

筆者はおよそ十五年間にわたってＭＩＵにおいて乳幼児期の母子臨床を手掛けてきたが、そこで母子の間に生まれた関係障碍がどのように立ち現れるかをみてきた。今振り返って改めて気付かされるのは、子どもが養育者の言動にいかに敏感に反応しているかということだが、それはアンビヴァレンスの多様な姿そのものであった。筆者はそうした子どもの心の動きを自らのこころに重ね合わせるようにして観察してきたが、このような体験が子どもからおとなまでさまざまな病態の事例に出会う度に、〈患者 - 治療者〉関係の中でアンビヴァレンスを敏感にとらえることを可能にしてくれていると実感している。そこで筆者が体感していることは、「甘え」に関わる心理であるが、それを可能にしているのは原初的知覚としての力動感である。原初的コミュニケーション世界を体感することは「甘え」と「アンビヴァレンス」を理解する上で不可欠な体験だと思われるのである。

おわりに

本稿では旧来の「発達障碍」概念を批判的にとらえ直す中で、おとなの発達障碍に対していかに接近するか私見を述べた。筆者が「甘え」にまつわる関係の問題を軸に論を展開したのは、それが人間の原初段階における対人関係の問題だと考えているからである。このアンビヴァレンスに焦点を当てることによって、筆者はこれまで成人期にみられる多様な行動障碍や症状の成り立ちの理解と接近を試みてきたが、大人の発達障碍理解においても、その障碍や症状に囚われるのではなく、その背後のこころの動き、とりわけ「甘え」にまつわるアンビヴァレンスに着目することによって、理解と治療の手掛かりがえられると思われるのだ。

最後に強調したいことは、旧来の発達障碍理解のもとに、おとなの発達障碍（を疑われる）事例をとらえようとする試みは、発達という新たな視点を切り拓く可能性をもつというよりも、本来の発達理解を狭小化させ、薄っぺらな理解に留めてしまう危惧を強く抱かせる。なぜなら本稿で述べた筆者の視点は、俗にいわれる「発達障碍」のみに限った話ではなく、こころの臨床すべてにわたって広く応用できる性質をもつものであると考えているからである。

■文　献
土居健郎（二〇〇九）『臨床精神医学の方法』岩崎学術出版社

学童・思春期の子どもたちに今何が起きているか

はじめに

つい最近までの一五年間、筆者は自閉症を中心とした発達障碍の臨床に従事することが多く、その中でも乳幼児期早期の子どもたちと養育者との関係の問題に強い関心を持ち続けてきた。そこで筆者が強く思うようになったことは、発達障碍を関係の問題、つまりは関係障碍という視点からとらえることによって、多様な症状や障碍、さらには行動上の問題などの成り立ちを理解する上でのヒントが得られるのではないかという手ごたえであった。そこには子どもにみられる甘えをめぐるアンビヴァレンスが深くかかわっているということである。そのような考えに基づき、臨床実践を重ねていく中で、子どもとその養育者とのあいだに生じるこのアンビヴァレンスをいかにして緩和していくかが関係障碍に対する支援の中心的課題であることを強く認識するようになった。

これまで発達障碍を中心に取り組んでいたため、この考えが発達障碍、とりわけＡＳＤを中心としたものに限定されたものなのであろうかという漠とした疑問を抱きつつも、それ以上には確かめる術をもたずにいた。

その後、半年前から児童・青年の精神医療現場に身を置く機会を持つようになり、そこで久々に多くの学童・思春期の若者たち、さらには多くのおとなに会うようになった。発達障碍ではないかとの相談で受診する成人患者と面接をしていく中で、甘えをめぐるアンビヴァレンスが、面接の中でさまざまな表現型で浮かび上がってくることを実感するようになった。それは筆者にはとても新鮮なものに映ったが、学童・思春期の子どもたちにおいてはどうなのか、その点を本稿では考えてみたいと思う。

彼らと接していてとても印象的なことのひとつは、多くの子どもたちが自分の親に対して日頃から顔色をうかがい、気を遣っていることを異口同音に述べていることであった。まずはいくつか事例を取り上げてみよう。

親の機嫌をとることにこころを砕く子どもたち

U子　一九歳　大学浪人

気分の波が激しい、いつも不安で、泣きたくなる。友達に出したメールの返事がすぐに来ないととても不安になるという主訴である。小学三年のときに父親が病死。その後、今日まで母子二人暮らし。母親が働いて生計を立てている。

この二カ月間、多数の大学を受験したがすべて不合格。高校の仲間の大半はどこかの大学に合格し、大学浪人になったのはU子の他には一人だけだったという。高校一年のときから塾に通い始め、二年になってから受験勉強は本格的にするようになっていた。だからすべて不合格になったことはいたくショックだったという。自分だけ取り残されたような気持ちになり、友達にメールを送ってすぐに返事が来ないと寂しさがどんどん強まるようになった。つらくてどこかに相談に行きたいが、親には何も言い出せない。春になって近くの精神科クリニックを受診したが、薬の処方だけで話を聞いてもらえないので、すぐに通うのをやめた。そんなU子の様子を見て、母親の方も心配し、娘を連れての受診であった。

一見して甘えん坊であることをうかがわせるほどの甘えた声で話す、未熟な女性である。母親同伴であったので、最初に二人一緒に会い、話を聞こうとすると、母親を強く意識していかにも話したくないという態度を見せたが、その態度は強い拒否や自己主張とは異なる印象をもった。しかし、その意味が筆者にはすぐにはわかりかねた。

面接をしていていたく気になったのは、自分の症状については説明できず、漠としているにもかかわらず、母親との関係については妙に断定的にはっきりとした物言いをするところであった。受診は母親に勧められたからというが、U子は母親の前では話したくないというだけではなく、筆者が母親から話を聞くことも、母親の相談に対応することも、してほしくないとはっきりと要求したことであった。甘えん坊のように見え、母親は何でも話のできる人だと言うにもかかわらず、楽しいことはよく話すけど、つらいことは話さない、つらいことは友達に話す、母親には自分のよいところしか見せられないという。母親に話を聞いてみると、娘に対していつも他人様の前でよい子でいるようにと気をつけてしつけてきたというのである。

U子はなんでも母親に頼っているように見えるし、母子家庭でこれまで母親も娘のことをいろいろと気遣いながら育ててきたであろうが、いつも周囲の目を気にするあまり、これまで肝心要の娘の悩みやつらいことを母親は受け止めるゆとりがなかったのであろうか。そんな母親に対してU子も常に母親の顔色をうかがい、母親の機嫌を損ねないように気遣いながら生活してきたと思われたのである。

V子　一五歳　中学三年

手首を自傷していることが問題となり、学校担任からの申し出で、母親が連れてきた。両親同伴での受診であった。両親とも仕事をしていて、父親は会社の経営者で、経済的には裕福な家庭である。一人っ子として大切に育てられてきたことが子どもの容姿や仕草からもうかがわれた。

幼児期からとてもお利口さんで両親にとっては自慢の子どもだった。いつも集団の中ではリーダー的な存在でもあった。小学三年生ころまでは親から見ると天真爛漫な子に映っていたという。しかし，小学五年生になったころから，交友関係でいろいろと悩むようになり，今まで信頼していた人からも裏切られるような体験をした。そのため，次第に対人不信を抱くようになっていったという。

小学校を卒業して，私立中学校に入学した。そのため小学校からの友達の多くと別れ，中学校での友達との付き合いがうまくいかず，次第に孤立し，学校になじめなくなっていった。中学二年生になったころより，交友関係でイライラが昂じて，気分が不安定になると，泣きたくなるようになった。そしてついに手首自傷をするようになったというのであった。

学校での様子を聞くと，気持ちの動揺はかなり激しいものに思えたが，診察場面ではそんな気持ちは微塵も感じさせず，ときに笑顔さえ浮かべながら，軽いのりでしゃべるのを筆者は違和感を抱きながら聞いていた。その中で特に驚かされたのは，家庭についてV子に尋ねたときであった。

両親とも夫婦仲がよくて，見ていて微笑ましく，いいなと思う。両親がけんかなどしているのをたまに見ると，憂鬱になる。両親が会話をしているのを聞いているとうれしくなるし，自分も幸せだと思う。恵まれた家庭だと思う。だから親の前ではできるだけ明るく振舞うように心がけている。どんなつらいことがあっても親の前では明るく振舞わなくてはと思っている。このような気持ちになったのはいつごろからかわからない。自然にそのように思うようになった。ただ，自分はずっと親の顔色をうかがいながらやってきたから，そうなったとは思う。こんなに幸せに思っているのに，どうしてこうなってしまうのか自分にはわからない。自分は（普段）つらいと思っていないのに，なぜ自傷をしてしまうのかわからない。自分がつらくなると，仲良しと話したり，友人や物に当たるが，親には当たらない。母親はとてもポジティブな人だと思う。自分に自信を持っていて，病気になったとしても鬱病ではなく躁病になるような人だ。だから尊敬できる。そんな人だから，私がいらいらするというと，「わがままだ，自分に甘えているからだ」と言われてしまう，と語るのである。

面接でのV子から受けた印象は、素直で見るからにまじめそうである。最初は本人から話を聞いたが、その後両親に話を振ると、そばでじっと聞きながら盛んにうなずいている。ものわかりのよさそうな態度を見せていて、両親に対して反発したり、親の話を遮ろうとすることはまったくない。ときには親の話に盛んにうなずいて、笑顔さえみせる。でもイライラするのであろう。全身を揺らしながら、診察室の椅子に座り、左右に身体を動かしているのが筆者には気になっていた。

V子は淋しさ、イライラ感を直接こちらに訴えることもなく、平静を装っているように見える。葛藤に伴う攻撃性はまったく表面的には見られず、強く抑圧されているのであろうか。親の前でいい子に振る舞っていることについてもさほどの葛藤もみせず、気付いてもいないようである。

V子の話を聞いてとても驚かされたのは、本人の中には心細くて親に頼りたいという思いはあると思われるにもかかわらず、それが前面にはまったく浮かび上がってこない。甘えをめぐってアンビヴァレンスが強いはずであるにもかかわらず、母親に対して怒りや反発を示すことはなく、親の前では実に明るく健気に振る舞っている。さらに、両親もそのような類の問題が潜んでいるとはまったく気づいていないのである。ここまでわが国の親子が互いに「甘える」ことをめぐって否定的にとらえていることに正直驚かされる思いであった。

これら二つの事例はけっして稀なものではないことがその後つぎつぎにやってくる子どもたちを診ているとわかってきた。

今の子どもたちは親に対して機嫌を損ねないように日頃からいたく気を遣いながら接している様子が目に浮かんでくる。このような母子関係が続けば、子どもたちは母親への甘えをめぐってアンビヴァレンスを強めていくことは容易に想像できるが、それが日々の何気ない関わり合いの中で、どのような形で顕在化しているのであろうか。最近経験した面接でのひとコマを取り上げてみよう。

甘えのアンビヴァレンスは面接でどのように顕在化するか

W男　一三歳　中学二年

頭が痛くて、学校に行けないということで両親に連れられて来院した。両親とW男の三人家族。父親は会社員で母親は専業主婦。ごくありふれた家庭である。

ちょうど一年前の同じ時期に二カ月間、今と同様の症状のために学校を休んだことがある。小学生時代からもともと頭痛もちだったが、十歳（小学校五年）のころからひどくなり、中学生になってさらにひどくなってきたという。元々の性格は、外で仲間と遊ぶよりも、ひとりでゲームをやるのを好む。でも友達付き合いはよくて、特に悩みがあるわけではない。大の仲良しが五、六人くらいいるらしい。

筆者はW男と話をしていて、本人の気分が暗く落ち込んでいる感じを受けたので、〈周りの人はどう見える？〉と尋ねてみた。するとW男は「周りの人間は生き生きしている感じがする」というので、〈ではあなたは生き生きしていないんだね〉と確認するつもりで聞くと、「いや、そうでもない。冬は生き生きしている」と返答するのであった。この返答に筆者はとても意外な感じをもった。W男のつらい思いに共感を寄せることによって、面接が深まっていくことを期待しての質問だったからである。

自分が困っていることをストレートに相手にぶつけることに対するためらいがすぐに働くのか、W男は自分のつらさをすぐに引っ込めてしまう。そのようなW男の態度には周囲に対する強い気遣いがうかがわれたので、〈なぜ気遣うようになったと思う？〉と尋ねると、「他人に迷惑をかけたらいかんと母親からいつも言われるし、自分でもそう思っている。自分がどうなっても、自分がしたことなら自業自得だから仕方ないけど、他人様に迷惑をかけたらいけない、と母親にいつも強く言われている」というのである。具体的に話を聞いていくと、次のようなことがわかってきた。

お母さんは常々、小さいことでも相手には大きく伝わるから気をつけなさいと言う。たとえば、風呂からあがるとき、身体をよく拭いて洗面器の水を捨てて斜めにかけておくように。家庭でそうしていないと、つい外でも同じようにやってしまうから、と注意するというのである。言っていることは確かに正しいけど、うるさい（とW男は小声で不満を言っているが、面と向かっては言えない）。あまりにも小さいことなので、それこそ頭が痛くなる感じがする。本当に些細なことばかりなのだが、そんなことが積み重なって大きくなると母親は言う、と話しながらも、咳が出そうになると、筆者から顔を背けて咳払いをするなど実に礼儀正しい態度である。〈でもそんなことをしていたら、学校で浮いてしまわない？〉と尋ねると、学校での生活はのびのびしている。家に帰るとうるさいのでそうしているという。

他人に迷惑をかけてはいけないという思いだけが強く働き、自分の困っていることなどを相手に話すことには強いためらいが働いているのであろう。これまでW男は母親に自分の思いを無条件に受け止めてもらった体験がほとんどないのではないかと想像されたのである。

最近出会った子どもたちの多くは、自分が困っていること、不安なことをストレートに養育者や治療者に訴えることに対して強いためらいがあるのだが、このことは先の親の顔色をうかがいながら生きてきたこれまでの歴史と深く関係していることは容易に理解できるであろう。

そもそも人間関係の原初の段階では、「甘え」をめぐる問題が中核を占める。「甘え」は子ども自身が生きていく上で必要不可欠なものではあるが、養育者に全面的に依存しなければそれは叶えられないものである。しかし、受け止める側の養育者には人それぞれにさまざまな事情を抱えているがゆえに、子どもの「甘え」を無条件に受け止めることはだれにとっても容易ではない。ここに「甘え」がアンビヴァレンスを孕む素地が生まれるわけである（土居、二〇〇九）。昨今の社会的事情が親子関係の変容をもたらし、子どものこころの臨床がいまや早急の課題となっているが、そこにはこのアンビヴァレンスが深く関係していると思われるのである。

そこでつぎに、実際の臨床において、このアンビヴァレンスをどのようにとらえて親子関係の修復を試みたらよいか考えてみよう。

甘えのアンビヴァレンスを面接でどのように取り上げるか

X子　一一歳　小学五年
〈主訴〉拒食とやせ
〈家族背景〉父親（会社員）、母親（専業主婦）、弟二人の五人家族。弟はともに幼児期から落ち着きのない子どもで、今でも発達の問題を抱えている。そのため母親は二人の相手で毎日が大変だという。
〈現病歴〉乳幼児期、身体運動発達で特に問題はなかった。幼児期からとてもおとなしく、子どもたちの中に入って遊ぶことのきわめて少ない子どもだった。母親のいうことはとてもよく聞き、手のかからない子どもだった。

小学校に入学当時、集団の中で緊張のためか一時的に食べられなくなってやせたことがあったが、その後は比較的大きな問題もなく順調であった。

小学五年になってクラスが変更になり、友達と担任が変わった。すると次第に食事が摂れなくなってきた。朝食は少ししか食べられず、学校給食はまったく食べられなくなった。最初のうちは夕食だけはしっかり食べていたが、それも急速に減っていった。ついに昨日はビスケット一個だけしか口に入れなくなった。

食べなくてはいけないという思いは強いが、食べるとその後に罪悪感が強まり、胃が痛むと訴える。食べると元気になって動き回ってしまう。食べなければよかったという気持ちになりやすい。母親がなぜかと尋ねても、直接話をすることが難しい様子なので、母子の間でメモをやりとりしてコミュニケーションをとるようにしているという。もともとストレスを抱え込みやすく、警戒心が強い。心配性であるが、その一方では粘り強く、我慢強い子どもである。

X子は下の弟をとてもかわいがっていて、家の手伝いもよくしているという。あまりにもなんでも手伝おうとするので、母親は休みの日だけでいいから、他の日は勉強でもしなさいというが、どうしても自分からやると言い張り、こちらの言うことをきかない。家事全般なんでもやろうとする。そんなX子を見ていると、母親の手伝いをせずにおれないようなどこか切羽詰まった息苦しさを感じるという。自発的というよりもそうせずにはいられない感じだという。そのため手伝ってもらっても、母親はうれしさよりも心配が募るというのである。

数週間前より、夜も眠れなくなった。食事をしていなくても朝から動き回っている。標準体重より一〇kgほど減少している。やせ願望というよりも大きくなるのが怖いらしい。

〈初診時の状態〉いまだ幼さを残した小柄な女児で、口数は少なく、うつむき加減で視線をこちらに向けることも少ない。質問にも必要最小限のことしか答えず、いつも母親の方に視線を向けて、母親が代わりに答えてくれるのを待っている様子である。食べることをめぐって強いアンビヴァレンスが認められ、標準体重の二五%ほどのやせである。母親には依存的で、反発的態度は認められない。母親の手伝いをさかんにしているが、そこには強迫性が認められ、痛々しい感じを受ける。

〈臨床診断〉前思春期に発症した摂食障碍（拒食症）

〈治療方針〉薬物（抗精神病薬リスパダール2mg／日）を処方し、母子同席面接で治療を開始した。

治療開始後、薬の効果も相まってか、不安はやや軽減し、食事を少しは摂れるようになった。しかし、体重が増えることの恐怖は逆に強まり、X子は母親に直接口では言えない苦しみをメモで手渡すようになっていた。そこには、小さな文字で母親への感謝と申し訳なさが綴られるとともに、死にたいという思いも吐露されていた。

母親は面接の中で、これまでの夫婦関係、親子関係を素直に振り返ることができた。X子と父親はとてもよく似ていて、あまり自分を強く主張することがなく、あわただしい毎日の中で、ついふたりの思いに耳を傾けることが少なかったことを内省し、自分の思いで先取り的に相手をしていたことを改め、ゆっくりX子の気持ちを推し量るように努めるようになった。

筆者は面接の中でX子が母親に対してみせる態度と、メモに記している内容との間で微妙な差異があることに気付いた。母子同席の面接で、X子は筆者の質問に対して言葉少なで、母親が代わりに答えてくれるのを待っているが、そんなに母親に頼っているにもかかわらず、母親が話し始めると、母親の方に視線を向けることなく、ことさら母親とは反対側に目をやっていることが多かったのである。母親が話すのを聞いてはいるが、母親の目を見ていない。そのときの表情がとても固く、笑顔はほとんど見られない。ときに母親の話を聞いていて、にこりと笑みを浮かべることはあるが、なんとなく作り笑いのように見えるほどだった。そこに母親に対するかなり屈折した思いがあることが推測された。ただ、このときはそのことを面接の中で直接取り上げることは控えた。

治療開始後一カ月ほど経過したころには、自分からは食事を摂ろうとしないが、父親や母親が手を貸してやると、それがきっかけで食べるようになってきた。そして母親に夜一緒に寝てほしいと要求するなど、随分と甘えるようになってきた。そして母親の前で朝な夕なよく泣くようになってきたという。こうしてX子は不安や恐怖を母親に直接表わし、受け止めてもらうことができるようになってきたのである。

その一週間後、調子がよくなり、学校にも行けるようになった。弁当も持参してよく食べた。朝起きても泣かなくなった。薬には抵抗があるが、一週間分全部飲んだ。食べた後の罪悪感は一〇から三に減ったともいう。母親は干渉することをやめた。母親自身「私の大変さ」がこの子に影響していることがよくわかった。私のストレスがないことがこの子のストレスのなさに繋がっていると思うと振り返ることができるようになった。

その際、母親はX子とのやりとりの中で次のようなことに気付いたという。X子に対して母親が「何を食べたい？」と直接聞くと身構えてしまう。しかし、「これはママが食べたいな」と言うと、X子も食べたがる。夫も同じ傾向があるということを思い出したというのである。

ここに示されたX子の心性は、まさに「天の邪鬼」といってよい。「天の邪鬼」とはわざと人の言に逆らって、片意地を通す者を指すが、このような心性は筆者が冒頭で指摘した「甘えをめぐるアンビヴァレンス」そのものである。この母子関係において、このようなアンビヴァレンスが強く働いていることに母親自身気付いたのである。

先のようなことが母親の口から語られた面接の中で、筆者は非常に興味深いことに気付いた。X子に対して直接顔を向けて、「調子はどう？」と尋ねると、すぐに母親の方に視線を向けて代わりに答えてもらいたそうにして、自分からは何も答えようとしない。しかし、母親に向かって筆者が「お母さんに随分と頼っているよね」と尋ねると、母親が反応する前に、X子は強く何度も頷いて答えていたのである。

ここにみられたX子の反応は、先の母親の語ったX子の姿と重なりあうものだが、このことをすぐに筆者は取り上げた。X子は母親にとても頼っているのだが、その一方で自分を主張したい思いも強まっているのであろう、そのような心の動きがこのような形で表れているのではと説明するとともに、このような気持ちはとても自然なことで、なんら自分を責める必要はないことを強調しておいた。今現在の生々しい自分たちの気持ちのありように対する筆者の説明を聞いて、母子とも腑に落ちたような表情を浮かべて頷いているのが印象的であった。

このように母子間のアンビヴァレンスを取り上げることで、X子は自分の思いを表に出すことに対するためらいが急速に弱まり、その後の面接では一対一で会うことにしたが、そこで自分の気持ちを驚くほどにしっかりと述べるようになっていったのである。

さらに興味深いことが次に起こった。X子がよくなって学校に行き始めた途端に、今度は母親自身がなぜか涙が止まらなくなり、よく泣くようになったというのである。そして次のようなことを素直に語り始めた。

X子が食べないときに、自分の母親（X子の祖母）に、よく平気で食べられるねと責められた。そんな母親の言葉に反応して、ことさら私は食べることにしていた。母親に対するそんな思い（自分の母親に対する反抗）がこの子をこのようにしたのではという気持ち（罪悪感）が起こって、今度は自分が泣きたくなってきた。自分は無理して気丈に振る舞っていたと思う。X子を不安にさせてはいけないと思ってやったことだが……。

X子が立ち直り始めるとそれに代わって，母親自身が自分の母親に対して抱いていた反抗的な態度（アンビヴァレンス）に気付き，涙を流すようになっていったというのである。そこでしばらく間を置いて，筆者は母親自身の子ども時代について話を聞いていった。その中で浮かび上がってきたのは，母親自身も前思春期のこの時期に同じように非常につらい思いを体験していたという事実であった。そのころ，自分の母親は再婚したため，家庭に居づらくなって，成人になる前に家を出てしまったという。そのときの母親への恨みや寂しさが今回の娘の発症によって賦活され，なぜか自分の母親に反抗的な態度をとらずにはいられなかったのであろう。そのことがX子の不安をさらに強めることにつながっていたことに母親自身気付いたのである。

おわりに

昨今の発達障碍ブームはいまだ止まる気配を見せていない。今や少しでも不可解な行動を示す子どもたちはなんでも発達障碍，軽度発達障碍，広汎性発達障碍などとラベルが貼られる時代になった。このことを臨床現場に身を置きながらひしひしと感じる毎日である。

発達障碍ブームが子どもたちの育った歴史を大切にする方向には進まず，逆に発達障碍，即脳機能障碍という短絡的思考が急速に広がっている。さらに危惧されるのは，そのことが特別支援教育という名のもとに，学校現場にも浸透しつつあることである。医療現場で発達障碍との診断名が貼られると，それが独り歩きし始め，子どもと家族のこれまでの生きてきた歴史など一切問われない事態がいま現に学校現場でも起きているように思われて仕方ない。学校現場の医療化である。

過激な行動でしか自己を表現することができなくなっている子どもたちの背後にどのようなこころの動きがあ

るのか、それを感じることなく、学校現場も臨床現場も子どもたちのこころのケアなどできるはずはないのは言わずもがなではなかったのか。しかし、現実はそうなっていない。それはなぜなのであろうか。

子どもたちはわれわれとのあいだでこころのつながりを求めている。われわれもそうであるはずである。しかし、現実は子どもたちのこころを置き去りにする事態が進行するばかりである。子どもにとって親（のみならずわれわれ大人たちも）は不快な気持ちを受け止めて癒し、心地よいものへと変えてくれる存在とはなりえていないし、子どももそのようなことをいまや親に期待をしていない。親（おとな）らしい親（おとな）も子どもらしい子どもも珍しい時代となってしまったのであろうか。

■文　献

土居健郎（二〇〇九）『臨床精神医学の方法』岩崎学術出版社

あとがきにかえて

子どもは全存在を通して自分の気持ちを表に現している

二〇歳のときに始めた自閉症児のための療育ボランティア活動がその後の自分の人生を決めたと今さらながら痛感させられる。

今でも再三にわたって思い起こされるエピソードのひとつに、九重（大分県）で毎年夏開催していた療育キャンプでのあるひとこまがある。筆者が駆け出しの精神科医であったころである。キャンプでの集団遊戯のときだった。子ども一人ひとりにスタッフ（主に学生）がつき、常に一緒に行動していた。「おしくらまんじゅう」をしている最中であった。数十人の仲間が遊びに熱中し、もみ合いになった。そのとき、ある子ども（当時小学校高学年の男児）を女性スタッフが担当していた。その女性は社会人になってまもない人で、エキゾチックで成熟した女性の魅力をたたえていた。その子が「おしくらまんじゅう」でみんなともみ合いになっていたとき、どさくさにまぎれて彼はその女性のお尻や身体をさかんに触っているのを筆者はそばで目撃してしまった。そのときの彼の表情はやけにうれしそうでにやけていた。今でも彼のそのときの顔が目に浮かぶほど印象的であった。そのとき、筆者はいやらしさよりも、彼の中に潜んでいた（男性であれば誰でも持っているであろう）異性への憧れや欲求と恥じらいがとてもストレートに表現されていて、いたく感動したのを覚えている。

筆者が前の勤務地で創設したＭＩＵで初期にかかわった事例をまとめたことがある（小林、二〇〇〇）。セッションが始まって間もないころのことだった。抱かれるのを嫌がる男の子に対して、母親にしっかりと抱っこをし続けてもらった。初めのころは抱かれるのをひどく嫌がり、激しく暴れて逃れようとしていた。母親も筆者も初めての体験だったので必死だった。その最中になんとその子が突然「こわい！もうやめてよ！苦しいよ！」と腹の底から絞り出すような断末魔の叫び声を上げたのである。普段はまったく聞かれないような切実な声で、自分の気持ちをストレートに表現したことに、そのときの筆者のこころはひどく揺さぶられ、今でも記憶に焼き付いている。

自閉症の話しことばの特徴のひとつに「鶴の一声」（若林、一九七三）と呼ばれるものがある。それまで一言もしゃべらなかった（しゃべることができないと思われていた）子どもが切羽詰まった状況で突然驚くほどにしっかりとしたことばを話し出す。周囲の者はいたく感動し、ことばが話せるようになったと喜んだ途端に、以後再びまったくなにも話さない。「鶴の一声」はそんな自閉症の人々の話しことばの一端を示している。先に述べたエピソードとこの「鶴の一声」はどこかでつながっていると常々感じている。それは何かといえば、状況次第では自閉症の子どもたちも自分の気持ちをストレートに言動で表に現すのだということである。

ＭＩＵでの臨床活動を一五年間継続してきたが、そこで出会った事例は九〇例近くに及んだ。実際の関係支援を行ったのは六〇例ほどであったが。

ＭＩＵでは初回時に関係評価のための枠組みとして、アタッチメント・パターン評価を目的として世界中で実施されている新奇場面法（ＳＳＰ）を用いてきた。母子の分離と再会の場面を人工的に作り、そこで認められる子どものアタッチメント行動によってアタッチメント・パターンを評価するのだが、評価そのものよりも、そこで母子双方が示す関係のありようの機微に筆者は毎回驚かされるとともに、新発見の興奮を味わってきた。開発者のエインズワース（Ainsworth）もおそらくそのような体験をしたことがＳＳＰの開発につながったのではないかと思う。

ある二歳四カ月の高度難聴の男児が、母親からの積極的なかかわりにはあからさまに回避的態度をとっていたにもかかわらず、母親が退室してひとりぼっちになってしばらくすると、手に持っていた水鉄砲の銃口を回りに向けて、警戒的に身構え、恐る恐るゆっくりと歩を進めていた。まるで刑事ものの映画でも見ているようで、彼の警戒心の強さは尋常なものではないことが彼の全身の動きを通してひしひしと感じ取られた。

一歳になったばかりの男児は、母親に抱かれるとすぐむずかり降りようとする。母親の働きかけには半身の受身的な構えを見せながら応じ、回避的な態度が目に付いていた。しかし、いざ母親が退室してストレンジャーと二人きりになると、最初はストレンジャーに向かって社交的な笑顔を浮かべながら手まで差し出し、なにやら自分から交流を持とうとでもするかのようであった。しかし、いざストレンジャーがそれに応えて近づき、至近距離になると、急に表情は強張り、ついにそれまでの緊張の糸が切れたようにして泣き始めた。初めて会った人に対して気遣う態度に、日頃母親に向けているこの子の心模様を想像すると、心痛むものがあった。

切羽詰ったときに示す言動もさることながら、よくよく見ていくと、子どもたちは自分という存在すべてを用いて自分の気持ちを表に現していることに今さらながら気付かされる。

最近、筆者は嘱託医で一五年ほど関与したある自閉症の施設でともに議論し考えてきた元職員と共著で一冊の本を上梓した（小林・原田、二〇〇八）。この本の中で共著者原田氏はまったくあるいはほとんどことばでコミュニケーションを持つことができない人々（おまけに凄まじい行動障碍を示していた）との間で、数年から十数年かけて、こころの交流を持つに至った経緯を臨場感あふれる筆致で述べている。まるで彼らの気持ちが手に取ってわかるように、である。筆者には到底およびもつかないようなことがなぜ彼女には可能であったのか。原田氏は「目の前にいる相手に対して『治療』というような意識を持ったこともなく、目の前にいる相手と自分（たち）が、どうしたら一緒に（できれば心地よく）過ごすことができるかを考えてきました」とさらりと言ってのける。そのような素朴な気持ちが彼らのこころを開かせるのであろうか。

わが国では「子どものこころの診療医」を育成しようと厚生労働省が音頭をとって動き始めている。その発端のひとつとなったのは発達障碍とされる子どもの激増であった。発達障碍なる診断は実に安易に多用されているが、そこで子どものこころのありようがまったくといっていいほど浮かび上がってこないのはなぜか。脳機能障碍を裏付けると考えられている障碍や症状は見ても、彼らのこころの動きにはいたく鈍感な人の姿ばかりが目に付くようになった。

先年、縁あって新たな職場を得た。そこで将来臨床心理士になる学生の教育に従事することになった。講義やゼミで学生にＳＳＰの場面を見せながら、子どもたちがいかに繊細なこころの動きをしているか、繰り返し語るように心がけている。難しいことは一切考えなくていいから、素朴に感じるままに報告するように、と再三にわたって伝えている。一学期間試みてきたが、彼らの多くが子どものこころの動きを的確にとらえていることを確認できて喜んでいる。

学生時代に筆者が体験したこと、それは学問以前に子どもたちのこころに触れ合うことができたことであった。そのことが今思い返してみると決定的に重要なものだったと思う。今の学生にも同じような体験をしてもらいたい。発達障碍とみなされている子どもたちもこころを持ち、全存在を通して自分を表に現していることを知ってもらいたい。学問以前の素朴な気持ちで、きちんと彼らと向き合うことがなにより大切であることを。

■文　献

小林隆児（二〇〇〇）「自閉症の関係障害臨床―母と子のあいだを治療する―」ミネルヴァ書房
小林隆児、原田理歩（二〇〇八）『自閉症とこころの臨床―行動の「障碍」から行動による「表現」へ―』岩崎学術出版社
若林慎一郎（一九七二）「書字によるコミュニケーションが可能となった幼児自閉症の一例」精神神経学雑誌、七五巻、三三九－三五七頁

初出一覧

まえがき

書き下ろし

第一章 「発達」と「障碍」について再考する

小林隆児（二〇〇五）「発達障碍における『発達』について考える」そだちの科学、五号、二‐八頁

小林隆児（二〇〇六）「成人期自閉症の支援のあり方をめぐって」教育と医学、五四巻一二号、一一〇九‐一一一六頁

第二章 「関係」からみた自閉症の基本障碍仮説

小林隆児（二〇〇八）「関係発達臨床からみた共同注意」乳幼児医学・心理学研究、一七巻一号、四九‐五九頁

小林隆児（二〇〇八）「われわれは自閉症児の心を理解できているか」教育と医学、五六巻九号、八五四‐八六二頁

第三章 発達障碍を「関係」からとらえる

小林隆児ら（二〇〇七）「関係性を通して進める発達障碍児の理解」臨床心理学、七巻三号、三二四‐三二八頁

小林隆児ら（二〇〇七）「今なぜ関係性を通した発達支援か」そだちの科学、八号、二三‐二七頁

小林隆児（二〇〇八）「自閉症のこころの問題にせまる」そだちの科学、一一号、二‐九頁

小林隆児（二〇〇八）「児童精神科医と子育て論―発達障碍臨床からみた育児論の構築に向けて」そだちの科学、一〇号、一六‐二二頁

第四章 「関係」の見立て

小林隆児（二〇〇二）「乳幼児期の母子コミュニケーションからみた両義性と両価性」こころの臨床à・la・carte、二一巻一号、一七‐二三頁

小林隆児（二〇〇九）「〈子ども－養育者〉関係の見立てと遊び」そだちの科学、一二号、三一‐三七頁

第五章　「関係」からみたことば

小林隆児（二〇〇四）「原初的コミュニケーションからみた自閉症のことば」こころの臨床 à・la・carte、二三巻三号、二七七‐二八二頁
小林隆児（二〇〇四）「広汎性発達障害と創造性―原初的知覚様態と原初的コミュニケーション―」精神科治療学、一九巻一〇号、一一八九‐一一九五頁

第六章　主体性をはぐくむ

小林隆児（二〇〇五）「主体性をはぐくむことの困難さと大切さ―幼児期と青年期をつなぐもの―」そだちの科学、五号、三五‐四一頁
小林隆児（二〇〇六）「青年期アスペルガー症候群への心理的援助」教育と医学、五四巻五号、四四六‐四五五頁

第七章　「関係」からみた発達障碍

小林隆児（二〇〇九）「乳幼児期の関係障碍とおとなの発達障碍―甘えのアンビバレンスに着目して―」そだちの科学、一三号、二〇‐二五頁
小林隆児（二〇一〇）「学童・思春期の子どもたちに今何が起きているか」教育と医学、五八巻二号、一一六‐一二七頁

あとがきにかえて

小林隆児（二〇〇八）「子どもは全存在を通して自分の気持ちを表に現わしている」精神療法、三四巻四号、四八八‐四八九頁

【著者略歴】
小林　隆児（こばやし・りゅうじ）
1949年　鳥取県米子市生まれ
1975年　九州大学医学部卒業
福岡大学医学部精神医学教室に入局、力動精神医学および児童精神医学を研修。
助手、講師を経て
1988年　大分大学教育学部助教授（養護学校教員養成課程）
1994年　東海大学教授（健康科学部社会福祉学科）
1999年　東海大学大学院教授（健康科学研究科）

2008年より　大正大学教授（人間学部臨床心理学科、大学院人間学研究科臨床心理学専攻）
医学博士、児童青年精神科認定医、精神科専門医、精神保健指定医、臨床心理士
現在、くじらホスピタル（東京都江東区）にて「関係発達臨床」を実践。

専　攻　乳幼児精神医学、児童青年精神医学、関係発達臨床学

【主　著】

『自閉症の発達精神病理と治療』（岩崎学術出版社）、『自閉症の関係障害臨床－母と子のあいだを治療する－』（ミネルヴァ書房）、『自閉症と行動障害－関係障害臨床からの接近－』（岩崎学術出版社）、『自閉症とことばの成り立ち－関係発達臨床からみた原初的コミュニケーションの世界－』（ミネルヴァ書房）、『自閉症の関係発達臨床』（共編著，日本評論社）、『よくわかる自閉症－関係発達からのアプローチ』（法研）、『自閉症とこころの臨床－行動の「障碍」から行動による「表現」へ－』（小林隆児・原田理歩著、岩崎学術出版社）、『自閉症のこころをみつめる－関係発達臨床からみた親子のそだち－』（岩崎学術出版社）、他、多数

関係《かんけい》からみた発達障碍《はったつしょうがい》

2010年７月７日印刷
2010年７月16日発行

著　者　小林隆児《こばやしりゅうじ》
発行者　立石正信
発行所　株式会社金剛出版
〒112-0005　東京都文京区水道1-5-16
電話03-3815-6661／振替00120-6-34848
印　刷　平河工業社　　製　本　誠製本

ISBN 978-4-7724-1146-2 C3011